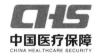

2023
中国医疗保障
统计年鉴

国家医疗保障局 编

U0352016

中国统计出版社
China Statistics Press

图书在版编目（CIP）数据

2023 中国医疗保障统计年鉴 / 国家医疗保障局编
. -- 北京：中国统计出版社, 2023.11
　　ISBN 978-7-5230-0275-9

　　Ⅰ. ①2⋯ Ⅱ. ①国⋯ Ⅲ. ①医疗保障－统计资料－
中国－2023－年鉴 Ⅳ. ①R195.1-54

中国国家版本馆 CIP 数据核字(2023)第 192408 号

2023 中国医疗保障统计年鉴

作　　　者/国家医疗保障局
责任编辑/张　　洁
封面设计/李　　静
出版发行/中国统计出版社有限公司
通信地址/北京市丰台区西三环南路甲 6 号　　邮政编码/100073
电　　　话/邮购（010）63376909　书店（010）68783171
网　　　址/ http://www.zgtjcbs.com
印　　　刷/河北鑫兆源印刷有限公司
经　　　销/新华书店
开　　　本/880mm×1230mm　1/16
字　　　数/370 千字
印　　　张/12.5　0.5 彩页
版　　　别/2023 年 11 月第 1 版
版　　　次/2023 年 11 月第 1 次印刷
定　　　价/128.00 元

《2023 中国医疗保障统计年鉴》编委会和编辑人员

编者说明

　　一、《中国医疗保障统计年鉴》是一部反映中国医疗保障事业发展情况和医药服务发展情况的资料性年刊。本书收录了全国及 31 个省、自治区、直辖市的医疗保障事业发展情况和目前医药服务发展情况的统计数据以及相关历史年份的全国统计数据。本书为《中国医疗保障统计年鉴》2023 卷，收编内容截至 2022 年年底。

　　二、全书分为 10 个部分，即基本医疗保险、生育保险、医疗救助、医保管理、商业健康保险、医疗互助、长期护理保险、医药服务、人口经济社会统计和国际比较及港澳台。各章前设简要说明及主要指标解释，简要说明主要介绍本章的主要内容、资料来源、统计范围、统计方法以及历史变动情况。

　　三、资料来源

　　(一)数据主要来自年度医疗保障统计报表。2018 年以前年度的医疗保障数据主要摘自人力资源和社会保障部的统计年鉴数据。

　　(二)医疗救助的数据来源于医疗保障统计报表、民政部协助提供的数据。

　　(三)商业健康保险的数据来源于国家金融监督管理总局协助提供的统计数据。

　　(四)医疗互助的数据来源于全国总工会协助提供的统计数据。

　　(五)药品生产流通的数据来源于国家药品监督管理局协助提供的统计数据。

　　(六)卫生健康的数据摘自《中国卫生健康统计年鉴》。

　　(七)人口、经济和社会统计的数据摘自《中国统计年鉴》和《中国卫生健康统计年鉴》。

　　四、统计口径

　　(一)书中所涉及的全国性统计数据均未包括香港特别行政区、澳门特别行政区和台湾省数据。

　　(二)基本医疗保险分类：职工基本医疗保险、城乡居民基本医疗保险。

　　(三)除个别统计指标外，书中所涉及的新疆统计数据包含新疆维吾尔自治区及新疆生产建设兵团。

　　五、本年鉴部分数据由于四舍五入的原因，总数可能不等于组成部分的总和，所产生的计算误差，均未做机械调整。

　　六、符号使用说明："-"表示无数字，"..."表示数字不详。

国家医疗保障局

目 录

一、基本医疗保险篇

五、商业健康保险篇

六、医疗互助篇

七、长期护理保险篇

八、医药服务篇

九、人口、经济、社会统计

附录：国际比较、港澳台

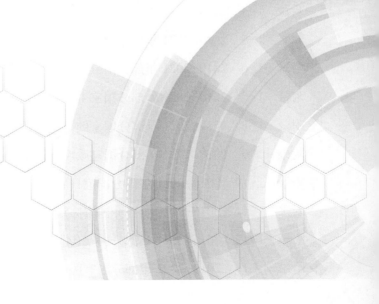

2022 年全国医疗保障事业发展统计

2022 年，国家医保局坚持以习近平新时代中国特色社会主义思想为指导，认真学习贯彻党的二十大精神，坚决贯彻落实党中央、国务院决策部署，统筹疫情防控和医疗保障事业高质量发展，推动医保改革继续深化，群众待遇巩固完善，管理服务精细高效，基金运行安全平稳。

一、医疗保险

截至 2022 年底，全国基本医疗保险（以下简称基本医保）参保人数 134592 万人，参保率稳定在 95% 以上。2022 年，全国基本医疗保险（含生育保险）基金总收入 30922.17 亿元，比上年增长 7.6%；全国基本医疗保险（含生育保险）基金总支出 24597.24 亿元，比上年增长 2.3%；全国基本医疗保险（含生育保险）基金当期结存 6324.93 亿元，累计结存 42639.89 亿元，其中，职工基本医疗保险（以下简称职工医保）个人账户累计结存 13712.65 亿元。

（一）职工基本医疗保险

1.参保人数。截至 2022 年底，职工医保参保人数 36243 万人，比上年增加 813 万人，增长 2.3%，其中，在职职工 26604 万人，比上年增长 1.9%；退休职工 9639 万人，比上年增长 3.4%。在职退休比为 2.76，较上年下降 0.04。

2013-2022 年职工医保参保人员结构

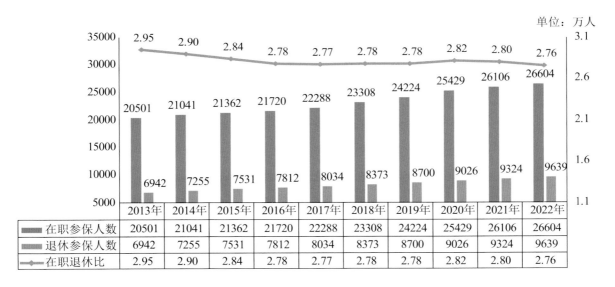

	2013年	2014年	2015年	2016年	2017年	2018年	2019年	2020年	2021年	2022年
在职参保人数	20501	21041	21362	21720	22288	23308	24224	25429	26106	26604
退休参保人数	6942	7255	7531	7812	8034	8373	8700	9026	9324	9639
在职退休比	2.95	2.90	2.84	2.78	2.77	2.78	2.78	2.82	2.80	2.76

企业、机关事业、灵活就业等其他人员的参保人数（包括在职职工和退休人员）分别为 24400 万人、6572 万人、5272 万人，比上年增加 356 万人、37 万人、420 万人，占职工参保总人数的 67.3%、18.1%和14.6%。职工医保统账结合和单建统筹参保人员分别为 33591 万人、2652 万人，分别占职工医保参保总人数的 92.7%和7.3%。

2.基金收支。2022 年，职工医保基金（含生育保险）收入 20793.27 亿元，比上年增长 9.4%。基金（含生育保险）支出 15243.80 亿元，比上年增长 3.3%。2022 年，职工医保统筹基金（含生育保险）收入 13160.17 亿元，比上年增长 10.9%；统筹基金（含生育保险）支出 9558.40 亿元，比上年增长 2.5%；统筹基金（含生育保险）当期结存 3601.77 亿元，累计结存（含生育保险）21393.11 亿元。2022 年，职工医保个人账户收入 7633.10 亿元，比上年增长 6.9%；个人账户支出 5685.39 亿元，比上年增长 4.7%；个人账户当期结存 1947.71 亿元，累计结存 13712.65 亿元。

3.待遇享受。2022 年，参加职工医保人员享受待遇 21.04 亿人次，比上年增长 3.1%。其中：普通门急诊 17.6 亿人次，比上年增长 2.3%；门诊慢特病 2.8 亿人次，比上年增长 8.3%；住院 0.6 亿人次，比上年增长 6.4%。

2013-2022 年职工医保享受待遇人次

单位：亿人次

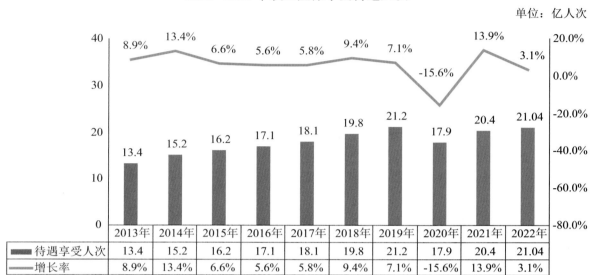

	2013年	2014年	2015年	2016年	2017年	2018年	2019年	2020年	2021年	2022年
待遇享受人次	13.4	15.2	16.2	17.1	18.1	19.8	21.2	17.9	20.4	21.04
增长率	8.9%	13.4%	6.6%	5.6%	5.8%	9.4%	7.1%	-15.6%	13.9%	3.1%

2022 年，职工医保参保人员住院率 17.6%，比上年提高 0.6 个百分点。其中：在职职工住院率为 10%，比上年提高 0.5 个百分点；退休人员住院率为 38.6%，比上年提高 0.7 个百分点。全国职工医保次均住院费用为 12884 元，比上年下降 0.5%，其中在三级、二级、一级及以下医疗机构（含未定级）的次均住院费用分别为 15495 元、9029 元、6633 元。次均住院床日 9.5 天，同比减少 0.5 天。

2013-2022 年职工医保次均住院费用和住院率

单位：元

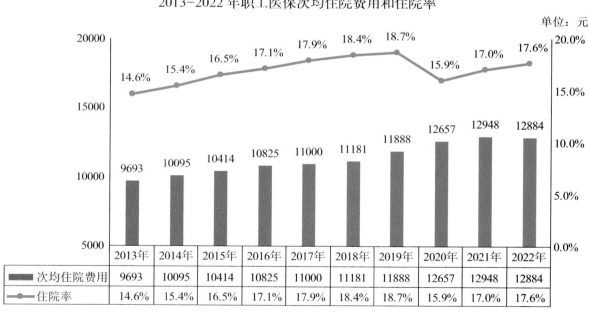

	2013年	2014年	2015年	2016年	2017年	2018年	2019年	2020年	2021年	2022年
次均住院费用	9693	10095	10414	10825	11000	11181	11888	12657	12948	12884
住院率	14.6%	15.4%	16.5%	17.1%	17.9%	18.4%	18.7%	15.9%	17.0%	17.6%

2022 年职工医保参保人员医药总费用 16382.40 亿元，比上年增长 9.2%，其中医疗机构发生 13897.98 亿元，药店购药支出费用 2484.41 亿元。医疗机构发生费用中，在职职工医疗费用 5986.28 亿元，比上年增长 9.3%；退休人员医疗费用 7911.71 亿元，比上年增长 6.0%。

职工医保住院费用目录内基金支付比例[1]84.2%，三级、二级、一级及以下医疗机构住院费用目录内基金支付比例分别为79.8%、87.2%、89.2%。

（二）城乡居民基本医疗保险

1.参保人数。截至2022年底，城乡居民基本医疗保险（以下简称居民医保）人数98349万人。其中成年人、中小学生儿童、大学生分别为72056万人、24359万人、1935万人，占居民参保总人数的73.26%、24.77%、1.97%。

2.基金收支。2022年，居民医保基金收入10128.90亿元，比上年增长4.2%；支出9353.44亿元，比上年增长0.6%，2022年，居民医保基金当期结存775.46亿元，累计结存7534.13亿元。

2013-2022年居民医保基金收支情况

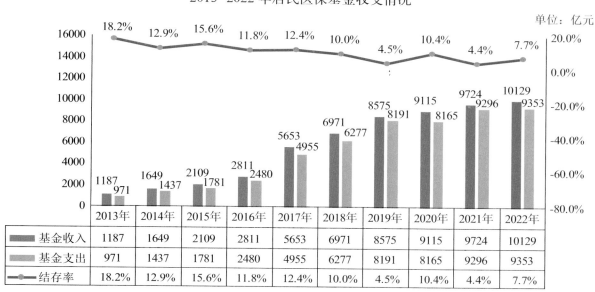

单位：亿元

	2013年	2014年	2015年	2016年	2017年	2018年	2019年	2020年	2021年	2022年
基金收入	1187	1649	2109	2811	5653	6971	8575	9115	9724	10129
基金支出	971	1437	1781	2480	4955	6277	8191	8165	9296	9353
结存率	18.2%	12.9%	15.6%	11.8%	12.4%	10.0%	4.5%	10.4%	4.4%	7.7%

3.待遇享受。2022年，参加居民医保人员享受待遇21.57亿人次，比上年增长3.7%。其中：普通门急诊17亿人次，比上年增长1%；门诊慢特病2.97亿人次，比上年增长21.7%；住院1.6亿人次，比上年增长4.2%。次均住院费用8129元，比上年增长1.3%，其中在三级、二级、一级及以下医疗机构（含未定级）的次均住院费用分别为13898元、6610元、3139元。居民医保参保人员住院率为16.3%，比上年提高1.1个百分点；次均住院床日9.2天，比上年减少0.2天。

2013-2022年居民医保享受待遇人次

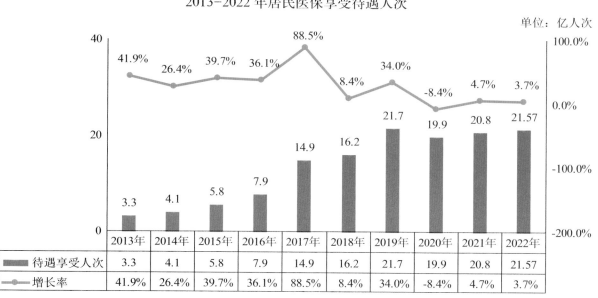

单位：亿人次

	2013年	2014年	2015年	2016年	2017年	2018年	2019年	2020年	2021年	2022年
待遇享受人次	3.3	4.1	5.8	7.9	14.9	16.2	21.7	19.9	20.8	21.57
增长率	41.9%	26.4%	39.7%	36.1%	88.5%	8.4%	34.0%	-8.4%	4.7%	3.7%

2022 年，居民医保医疗费用 16265.94 亿元，比上年增长 7.7%。居民医保住院费用目录内基金支付比例 68.3%，比上年降低 1 个百分点，三级、二级、一级及以下医疗机构住院费用目录内基金支付比例分别为 63.7%、71.9%、80.1%。

2013-2022 年居民医保次均住院费用和住院率

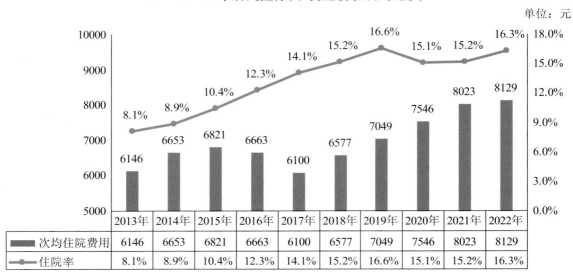

单位：元

	2013年	2014年	2015年	2016年	2017年	2018年	2019年	2020年	2021年	2022年
次均住院费用	6146	6653	6821	6663	6100	6577	7049	7546	8023	8129
住院率	8.1%	8.9%	10.4%	12.3%	14.1%	15.2%	16.6%	15.1%	15.2%	16.3%

二、生育保险

2022 年，全国参加生育保险 24621 万人，比上年增加 870 万人，增长 3.7%。享受各项生育保险待遇 1769 万人次，比上年增加 448 万人次，比上年增长 34.0%，2022 年生育保险基金支出 951.35 亿元。

三、医疗救助

2022 年，全国医疗救助支出 626 亿元，医疗救助基金资助参加基本医疗保险 8186 万人[2]，实施门诊和住院救助 11829 万人次，全国次均住院救助、门诊救助分别为 1226 元、84 元。2022 年，中央财政安排医疗救助补助资金 311 亿元，比上年增长 4%。

2022 年，全国纳入监测范围农村低收入人口参保率稳定在 99% 以上。各项医保综合帮扶政策惠及农村低收入人口就医 1.45 亿人次，减轻农村低收入人口医疗费用负担 1487 亿元。

四、医保药品目录

《国家基本医疗保险、工伤保险和生育保险药品目录（2022 年）》收载西药和中成药共 2967 种，其中，西药 1586 种，中成药 1381 种。2022 年调整中新纳入药品 111 种。另含中药饮片 892 种。

自 2018 年国家医保局成立以来，连续 5 年开展医保药品目录准入谈判，累计将 341 种药品通过谈判新增进入目录，价格平均降幅超过 50%。2022 年，协议期内 275 种谈判药报销 1.8 亿人次。通过谈判降价和医保报销，年内累计为患者减负 2100 余亿元。

五、医保支付改革

截至 2022 年底，DRG/DIP 支付方式改革三年行动计划第一年任务目标顺利实现，完成了覆盖 40% 统筹地区的目标，全国已有 206 个统筹地区实现了 DRG/DIP 实际付费。

六、药品采购

2022 年，全国通过省级医药集中采购平台网采订单总金额 10856 亿元，比 2021 年增加 516 亿元。其中，西药（化学药及生物制品）8810 亿元，中成药 2046 亿元，分别比 2021 年增加 495 亿元和 21 亿元。医保目录内药品 9286 亿元，占网采订单总金额的 85.5%。

2022 年，开展第七批国家组织药品集中带量采购，涉及 60 个品种，平均降价 48%。指导上海、江苏、河南、广东 4 省份牵头开展协议期满后的省际联盟接续采购。开展国家组织骨科脊柱类高值医用耗材集采，纳入 5 种脊柱类骨科耗材，平均降幅 84%。

七、异地就医

2022 年,全国普通门急诊、门诊慢特病及住院异地就医 11050 万人次，其中，职工医保异地就医 7299 万人次，居民医保异地就医 3751 万人次。全国普通门急诊、门诊慢特病及住院异地就医费用 5217 亿元，其中，职工医保异地就医费用 1931 亿元，居民医保异地就医费用 3285 亿元。住院跨省异地就医 875.87 万人次。

跨省异地就医直接结算范围进一步扩大，住院和门诊费用跨省联网定点医疗机构分别达到 6.27 万家和 8.87 万家，跨省联网定点零售药店数量达到 22.62 万家，实现每个县至少有一家定点医疗机构能够提供包括门诊费用在内的医疗费用跨省直接结算服务。2022 年，住院费用跨省直接结算 568.79 万人次，为参保群众减少垫付 762.33 亿元；门诊费用跨省直接结算 3243.56 万人次，为参保群众减少垫付 46.85 亿元。

八、医保基金监管、协议管理

2022 年，全国医保系统共检查定点医药机构 76.7 万家，处理违法违规机构 39.8 万家，其中解除医保服务协议 3189 家，行政处罚 12029 家，移交司法机关 657 家；处理参保人员 39253 人，其中，暂停医保卡结算 5489 人，移交司法机关 2025 人。2022 年，共追回医保资金 188.4 亿元。2022 年，国家医保局组织飞行检查 24 组次，检查 23 个省份的定点医疗机构 48 家、医保经办机构 23 家，查出涉嫌违法违规资金 9.8 亿元。

在被检查医药机构中通过协议处理追回资金 138.7 亿元，其中拒付及追回资金 116.0 亿元，收取违约金 18.9 亿元，拒付或追回资金涉及定点医药机构 14.2 万家。

九、长期护理保险

2022 年，49 个试点城市中参加长期护理保险人数共 16990.2 万人，享受待遇人数 120.8 万人。2022 年基金收入 240.8 亿元，基金支出 104.4 亿元。长期护理保险定点服务机构 7679 个，护理服务人员 33.1 万人。

注：本公报中部分数据因四舍五入，总计与分项合计略有差异。
[1] 公报将以前"住院费用政策范围内基金支付比例"改为"住院费用目录内基金支付比例"表述。
[2] 医疗救助基金资助参保人数不含其他部门资助参加基本医疗保险人数。

1

基本医疗保险篇

简要说明

一、本章主要介绍全国及 31 个省、自治区、直辖市基本医疗保险事业发展情况。主要包括参保总体情况、基金总体情况、跨省异地就医直接结算情况；职工医保参保、受益、缴费、基金收入、基金支出、基金结余、待遇保障情况；居民医保参保、受益、筹资、基金收入、基金支出、基金结余、待遇保障情况等。

二、本章数据来源于医疗保障统计报表、基金财务报表、《全国医疗保障事业发展统计公报》等。

三、制度建立变迁和统计口径调整

1. 1998 年 12 月，国务院印发《关于建立城镇职工基本医疗保险制度的决定》（国发〔1998〕44 号），开始在全国范围内进行城镇职工医疗保险制度改革。

2. 2002 年 10 月，中共中央、国务院印发《关于进一步加强农村卫生工作的决定》，逐步建立新型农村合作医疗制度。

3. 2007 年 7 月，国务院印发《关于开展城镇居民基本医疗保险试点的指导意见》（国发〔2007〕20 号），决定从当年起开展城镇居民基本医疗保险试点。

4. 2016 年 1 月，国务院印发《关于整合城乡居民基本医疗保险制度的意见》（国发〔2016〕3 号），部署整合建立城乡居民医保制度。

5. 2018 年 7 月，国家医保局、财政部、人力资源社会保障部、国家卫生健康委联合印发《关于做好 2018 年城乡居民基本医疗保险工作的通知》，要求 2019 年全国范围内统一的城乡居民医保制度全面启动实施，推进统一的城乡居民医保制度建立。

6. 2019 年起，城乡居民基本医疗保险完成整合，统计数据包括城镇居民基本医疗保险和新型农村合作医疗。

7. 2019 年 3 月，国务院印发《关于全面推进生育保险和职工基本医疗保险合并实施的意见》（国发〔2019〕10 号），全面推进生育保险和职工基本医疗保险合并实施。

8. 2020 年 3 月，中共中央、国务院印发《关于深化医疗保障制度改革的意见》，形成"1+4+2"的总体改革框架，推动医保制度改革，加快建成覆盖全民、城乡统筹、权责清晰、保障适度、可持续的多层次医疗保障体系。

9. 2021 年 4 月，国务院印发《关于建立健全职工基本医疗保险门诊共济保障机制的指导意见》（国发〔2021〕14 号），进一步健全互助共济、责任共担的职工基本医疗保险制度。

10. 2021 年 9 月，国务院印发《"十四五"全民医疗保障规划的通知》（国发〔2021〕36 号），进一步推进医疗保障高质量发展，保障人民健康，促进共同富裕。

主要指标解释

基本医疗保险参保人数 指报告期末参加职工基本医疗保险和城乡居民基本医疗保险人员的合计。

职工基本医疗保险参保人数 指报告期末按国家有关规定参加基本医疗保险实施统账结合和单建统筹的职工人数和退休人数合计。

城乡居民基本医疗保险参保人数 指报告期末参加城镇居民和农村居民基本医疗保险的人数。

职工基本医疗保险基金收入 指根据国家有关规定，由纳入职工基本医疗保险范围的缴费单位和个人，按国家规定的缴费基数和缴费比例缴纳的基金，以及通过其他方式取得的形成基金来源的款项，包括单位缴纳的社会统筹基金收入、个人缴纳的个人账户基金收入、财政补贴收入、利息收入、其他收入。

职工基本医疗保险基金支出 指按照国家政策规定的开支范围和开支标准从社会统筹基金中支付给参加基本医疗保险的职工和退休人员的医疗保险待遇支出，和从个人账户基金中支付给参加基本医疗保险的职工和退休人员的医疗费用支出，以及其他支出。包括住院医疗费用支出、门急诊医疗费用支出、个人账户基金支出和其他支出。

职工基本医疗保险累计结存　指截至报告期末职工基本医疗保险的社会统筹和个人账户基金累计结存金额。

城乡居民基本医疗保险基金收入　指根据国家有关规定，由纳入城乡居民基本医疗保险范围的个人缴费，以及通过财政补助方式取得的形成基金来源的款项。

城乡居民基本医疗保险基金支出　指按照国家政策规定的开支范围和开支标准从社会统筹基金中支付给参加基本医疗保险的城乡居民的医疗保险待遇支出。包括住院医疗费用支出、门急诊医疗费用支出和其他支出。

城乡居民基本医疗保险累计结存　指截至报告期末城乡居民基本医疗保险的基金累计结存金额。

实施统账结合的职工期末人数　指报告期末参加职工基本医疗保险并实施统账结合办法的职工人数（在经办机构建立个人账户并有单位或个人缴费记录），包括符合医疗照顾人员条件的职工人数。

单建统筹基金的职工期末人数　指报告期末参加职工基本医疗保险但未建立个人账户的职工人数。包括原劳动部门开展的大病医疗费用统筹的职工。

参加基本医疗保险的在职职工人数　指报告期末参加职工基本医疗保险的在职职工人数，包括符合医疗照顾条件的人员。

参加基本医疗保险的退休职工人数　指报告期末参加职工基本医疗保险的退休人员人数，包括符合医疗照顾条件的人员。

参加基本医疗保险人员的在职退休比　指参加职工基本医疗保险的职工中，在职职工人数与退休职工人数的比例。

企业、事业、机关　指在中华人民共和国境内依法注册、依法登记的机构类型，包括企业、事业、机关单位等。

灵活就业等其他人员参加职工医疗保险人数　指报告期末非全日制、暂时性和弹性工作等以灵活方式就业人员的参加职工基本医疗保险的人数。灵活就业人员指个体工商户及其帮工、自由职业者、失业后未终止社会保险关系等以个人身份参加社会保险的人员。

职工基本医疗保险享受待遇人次数　指年初至报告期末享受职工基本医疗保险待遇的人次数。

职工基本医疗保险普通门（急）诊就诊人次　指报告期内参加职工基本医疗保险人员在定点医疗机构普通门（急）诊就诊的人次数。

职工基本医疗保险普通门（急）诊医疗费　指报告期内参加职工基本医疗保险人员在定点医疗机构普通门（急）诊就诊发生的医疗费用的合计。包括基本医疗保险个人账户、统筹基金、公务员医疗补助资金、大额医疗费用补助资金支付和个人支付的医疗费用。

职工基本医疗保险门诊慢特病就诊人次　指报告期内参加职工基本医疗保险人员在定点医疗机构门诊大病（慢特病）就诊的人次数。

职工基本医疗保险门诊慢特病费用　指报告期内参加职工基本医疗保险人员在定点医疗机构门诊大病（慢特病）就诊发生的医疗费用的合计。包括基本医疗保险个人账户、统筹基金、公务员医疗补助资金、大额医疗费用补助资金支付、大病保险基金支付和个人支付等医疗费用。

职工基本医疗保险住院费用　指报告期内参加职工基本医疗保险的人员在定点医疗机构住院期间所发生的全部医疗费用的合计。包括基本医疗保险个人账户、统筹基金、公务员医疗补助资金、大额医疗费用补助资金支付、个人自付和个人自费的医疗费用。

职工基本医疗保险出院人次　指报告期内参加职工基本医疗保险的人员在定点医疗机构住院治疗出院（包括死亡）的人次数。

职工基本医疗保险住院床日　指报告期内参加职工基本医疗保险职工在定点医疗机构住院治疗累计住院床日数。

药店购药个人账户支付　指按政策规定用个人账户基金支付参保人员在定点药店购药费用，含目录内和目录外。部分省市目录外费用也可用个人账户支付。

住院费用目录内基金支付比例　各项基金支付之和÷目录范围内的住院医疗费合计×100%

职工基本医疗保险住院统筹支付　指报告期内参加职工基本医疗保险人员在定点医疗机构住院期间所发生的医疗费用按规定由统筹基金支付的金额。

职工基本医疗保险异地就医人数　指年初至报告期末本统筹地区职工基本医疗保险参保人员发生异地就医人数。

城乡居民参保人数　指报告期末，按照国务院《关于整合城乡居民基本医疗保险制度的意见》（国发〔2016〕3号）规定，参加医保部门管理的城乡居民基本医疗保险（在经办机构参保登记并已建立当年缴费记录）的人数，由成年人和学生儿童参保人数构成。

成年人参保人数　指报告期末，参加城乡居民基本医疗保险的成年居民人数。

困难成年人参保人数　指报告期末，参加城乡居民基本医疗保险的成年人中，除按国务院规定享受财政补助的成年人以外的，由省及市县规定的纳入地方财政补助范围的其他成年困难居民人数。

中小学生儿童参保人数　指报告期末，参加城乡居民基本医疗保险的中小学生和少年儿童人数。

困难中小学生儿童参保人数　指报告期末，参加城乡居民基本医疗保险的学生儿童中，除按国务院规定享受财政补助的学生儿童以外的，由省及市县规定的纳入地方财政补助范围的其他困难学生儿童人数。

大学生参保人数　指报告期末，参加城乡居民基本医疗保险的全日制本专科、研究生在学的学生人数。

困难大学生参保人数　指报告期末，在参加城乡居民基本医疗保险的大学生人数中，由教育部门核定资格的纳入财政补助范围的困难人员数。

城乡居民基本医疗保险享受待遇人次数　指年初至报告期末按规定享受城乡居民基本医疗保险待遇的人次数。

城乡居民基本医疗保险普通门（急）诊就诊人次　指报告期内参加城乡居民基本医疗保险人员在定点医疗机构普通门（急）诊就诊的人次数。

城乡居民基本医疗保险普通门（急）诊费用　指报告期内参加城乡居民基本医疗保险人员在定点医疗机构发生的普通门（急）诊医疗费用合计。包括基本医疗保险统筹基金、其他补充保险支付和个人支付等费用。

城乡居民基本医疗保险门诊慢特病就诊人次　指报告期内参加城乡居民基本医疗保险的人员在定点医疗机构门诊大病（慢特病）就诊的人次数。

城乡居民基本医疗保险门诊慢特病医疗费　指报告期内参加城乡居民基本医疗保险的人员在定点医疗机构门诊大病（慢特病）就诊发生的医疗费用的合计。包括统筹基金、大病、其他补充和个人支付等费用。

城乡居民基本医疗保险出院人次　指报告期内参加城乡居民基本医疗保险的人员在定点医疗机构住院治疗出院（包括死亡）的人次数。

城乡居民基本医疗保险住院床日　指报告期内参加城乡居民基本医疗保险的人员在定点医疗机构住院治疗累计住院床日数。

城乡居民基本医疗保险住院医疗费　指报告期内参加城乡居民基本医疗保险的人员在定点医疗机构住院期间所发生的医疗费用的合计。包括基本医疗保险统筹基金、大病、其他补充保险和个人支付等费用。

城乡居民基本医疗保险异地就医人数　指年初至报告期末本统筹地区城乡居民基本医疗保险参保人员发生异地就医人数。

1-1-1 全国基本医疗保险参保总体情况

年 份	参保总人数			
	总计 （万人）	职工医保 （万人）	居民医保 （万人）	新农合 （亿人）
1998	1878.7	1878.7	-	-
1999	2065.3	2065.3	-	-
2000	3786.9	3786.9	-	-
2001	7285.9	7285.9	-	-
2002	9401.2	9401.2	-	-
2003	10901.7	10901.7	-	-
2004	20403.6	12403.6	-	0.8
2005	31682.9	13782.9	-	1.8
2006	56731.8	15731.8	-	4.1
2007	94911.4	18020.3	4291.1	7.3
2008	113321.6	19995.6	11826.0	8.2
2009	123447.0	21937.4	18209.6	8.3
2010	126863.0	23734.7	19528.3	8.4
2011	130543.2	25227.1	22116.1	8.3
2012	134141.3	26485.6	27155.7	8.1
2013	137272.5	27443.1	29629.4	8.0
2014	133346.9	28296.0	31450.9	7.4
2015	133581.6	28893.1	37688.5	6.7
2016	74391.5	29531.5	44860.0	-
2017	117681.4	30322.7	87358.7	-
2018	134458.6	31680.8	102777.8	-
2019	135407.4	32924.7	102482.7	-
2020	136131.1	34455.1	101676.0	-
2021	136296.7	35430.9	100865.9	-
2022	134592.5	36243.4	98349.1	-

注：2016年、2017年不含未整合的新型农村合作医疗参保人数，2018年起居民医保数据含整合后的新型农村合作医疗参保人数。

1-1-2 2022年各地区基本医疗保险参保总体情况

单位：万人

地　区	参保总人数		
	总计	职工医保	居民医保
全　国	**134592.5**	**36243.4**	**98349.1**
北　京	1900.5	1496.2	404.3
天　津	1176.4	642.6	533.8
河　北	7020.3	1238.3	5782.0
山　西	3222.7	739.2	2483.6
内蒙古	2169.9	586.8	1583.1
辽　宁	3748.6	1580.9	2167.7
吉　林	2262.6	545.2	1717.5
黑龙江	2767.8	890.2	1877.5
上　海	1989.6	1623.7	365.8
江　苏	8119.5	3388.5	4731.0
浙　江	5577.2	2855.8	2721.4
安　徽	6506.7	1063.3	5443.4
福　建	3863.5	972.2	2891.3
江　西	4648.2	646.1	4002.2
山　东	9633.1	2498.3	7134.8
河　南	10093.9	1395.7	8698.2
湖　北	5593.0	1240.4	4352.6
湖　南	6523.3	1052.6	5470.6
广　东	11153.2	4856.0	6297.2
广　西	5201.9	730.4	4471.5
海　南	920.9	250.6	670.3
重　庆	3206.6	808.5	2398.2
四　川	8393.9	1967.2	6426.7
贵　州	4221.2	494.1	3727.2
云　南	4559.8	584.0	3975.8
西　藏	339.6	55.6	284.0
陕　西	3668.3	720.2	2948.1
甘　肃	2555.1	381.0	2174.2
青　海	559.6	116.3	443.3
宁　夏	662.8	162.4	500.4
新　疆	2332.9	661.2	1671.7

1-1-3 全国基本医疗保险基金总体情况

单位: 亿元

年 份	基金收入			基金支出			累计结存
	合计	职工医保	居民医保	合计	职工医保	居民医保	
1998	60.6	-	-	53.3	-	-	20.0
1999	89.9	-	-	69.1	-	-	57.6
2000	170.0	-	-	124.5	-	-	109.8
2001	383.6	-	-	244.1	-	-	253.0
2002	607.8	-	-	409.4	-	-	450.7
2003	890.0	-	-	653.9	-	-	670.6
2004	1140.5	-	-	862.2	-	-	957.9
2005	1405.3	-	-	1078.7	-	-	1278.1
2006	1747.1	-	-	1276.7	-	-	1752.4
2007	2257.2	2214.2	43.0	1561.8	1551.7	10.1	2476.9
2008	3040.4	2885.5	154.9	2083.6	2019.7	63.9	3431.7
2009	3671.9	3420.3	251.6	2797.4	2630.1	167.3	4275.9
2010	4308.9	3955.4	353.5	3538.1	3271.6	266.5	5047.1
2011	5539.2	4945.0	594.2	4431.4	4018.3	413.1	6180.0
2012	6938.7	6061.9	876.8	5543.6	4868.5	675.1	7644.5
2013	8248.3	7061.6	1186.6	6801.0	5829.9	971.1	9116.5
2014	9687.2	8037.9	1649.3	8133.6	6696.6	1437.0	10644.8
2015	11192.9	9083.5	2109.4	9312.1	7531.5	1780.6	12542.8
2016	13084.3	10273.7	2810.5	10767.1	8286.7	2480.4	14964.3
2017	17931.6	12278.3	5653.3	14421.7	9466.9	4954.8	19385.6
2018	20509.4	13537.9	6971.5	16983.5	10706.6	6276.9	23122.1
2019	23695.2	15119.8	8575.5	20206.7	12015.7	8191.0	27124.5
2020	24846.1	15731.6	9114.5	21032.1	12867.0	8165.1	31500.0
2021	28732.0	19007.5	9724.5	24048.2	14751.8	9296.4	36178.3
2022	30922.2	20793.3	10128.9	24597.2	15243.8	9353.4	42639.9

注: 2007年以前基金收入为职工基本医疗保险数据。
2007年及以后基本医疗保险基金中包括职工基本医疗保险和城乡居民基本医疗保险; 2018年及以前基含未整合的新型农村合作医疗。
2020年起职工基本医疗保险与生育保险合并实施, 统一核算, 与以往年度统计口径有差异。

1-1-4 2022年各地区基本医疗保险基金总体情况

单位：亿元

地 区	基金收入			基金支出		
	合计	职工医保	居民医保	合计	职工医保	居民医保
全 国	**30922.2**	**20793.3**	**10128.9**	**24597.2**	**15243.8**	**9353.4**
北 京	1873.0	1758.6	114.3	1263.4	1164.4	99.0
天 津	479.8	424.4	55.5	405.7	335.4	70.4
河 北	1216.7	666.3	550.4	992.1	485.7	506.4
山 西	592.9	354.8	238.2	477.8	274.1	203.7
内蒙古	511.2	339.4	171.7	369.3	238.0	131.3
辽 宁	865.7	654.4	211.3	772.5	571.7	200.8
吉 林	373.6	224.0	149.7	333.9	187.4	146.5
黑龙江	590.1	388.4	201.7	503.2	330.9	172.4
上 海	1820.3	1719.4	100.9	1184.2	1089.4	94.7
江 苏	2316.0	1760.5	555.5	1912.3	1362.0	550.3
浙 江	2156.0	1657.8	498.3	1664.6	1198.3	466.3
安 徽	969.2	464.0	505.3	793.4	315.1	478.3
福 建	789.6	499.9	289.7	652.4	383.2	269.2
江 西	698.2	296.8	401.4	592.4	234.9	357.5
山 东	2102.0	1393.5	708.5	1810.1	1113.7	696.4
河 南	1455.9	631.0	824.9	1293.0	497.8	795.2
湖 北	1107.5	685.3	422.2	906.8	513.1	393.7
湖 南	1073.6	536.6	537.0	873.9	398.5	475.4
广 东	2907.8	2207.4	700.4	2315.7	1674.4	641.2
广 西	785.3	365.9	419.4	702.8	290.0	412.8
海 南	203.8	137.8	66.0	146.7	87.5	59.2
重 庆	707.8	461.0	246.8	587.6	343.3	244.3
四 川	1714.4	1087.4	627.0	1328.8	736.4	592.5
贵 州	649.8	287.7	362.1	535.4	222.0	313.3
云 南	782.4	394.4	388.0	678.5	316.7	361.8
西 藏	90.5	65.5	25.0	44.0	27.3	16.7
陕 西	798.4	508.4	290.0	538.5	305.3	233.3
甘 肃	402.1	197.9	204.2	282.7	133.5	149.2
青 海	150.9	103.5	47.5	103.3	66.8	36.5
宁 夏	167.6	116.3	51.3	99.5	58.2	41.4
新 疆	570.2	405.2	165.0	433.2	289.1	144.1

1-1-4 续表

单位：亿元

地 区	当期结存			累计结存			
	合计	职工医保	居民医保	合计	职工医保统筹基金	职工医保个人账户	居民医保
全 国	**6324.9**	**5549.5**	**775.5**	**42639.9**	**21393.1**	**13712.7**	**7534.1**
北 京	609.6	594.2	15.3	2283.8	2081.6	125.7	76.5
天 津	74.1	89.0	-14.9	541.9	303.4	159.9	78.6
河 北	224.6	180.6	44.1	1609.6	832.6	416.0	361.0
山 西	115.2	80.7	34.5	785.2	228.0	359.6	197.6
内蒙古	141.9	101.4	40.5	738.4	380.8	200.1	157.5
辽 宁	93.2	82.7	10.5	974.5	380.5	381.7	212.4
吉 林	39.8	36.6	3.1	580.9	294.2	154.9	131.9
黑龙江	86.8	57.5	29.3	868.9	334.8	312.5	221.6
上 海	636.1	630.0	6.1	4539.5	2812.9	1693.1	33.5
江 苏	403.7	398.4	5.2	3029.4	1311.9	1435.4	282.1
浙 江	491.5	459.5	32.0	3363.9	2033.8	1037.2	293.0
安 徽	175.8	148.8	27.0	1043.3	486.8	294.3	262.1
福 建	137.2	116.7	20.5	1100.8	423.4	547.3	130.1
江 西	105.8	61.9	43.9	836.7	283.8	210.6	342.3
山 东	291.9	279.8	12.1	2051.1	1161.8	453.4	436.0
河 南	162.9	133.2	29.7	1343.9	454.9	539.2	349.8
湖 北	200.6	172.2	28.5	1243.4	404.1	522.4	316.9
湖 南	199.7	138.1	61.6	1260.2	439.5	466.0	354.7
广 东	592.2	533.0	59.2	4785.9	2400.3	1555.4	830.2
广 西	82.5	75.9	6.7	996.4	310.9	278.4	407.1
海 南	57.1	50.3	6.8	334.9	251.0	14.6	69.3
重 庆	120.2	117.8	2.5	736.0	211.4	351.7	172.9
四 川	385.6	351.1	34.5	2636.0	1460.2	640.3	535.6
贵 州	114.4	65.6	48.8	761.6	253.0	192.3	316.4
云 南	103.9	77.7	26.2	957.7	382.9	308.6	266.2
西 藏	46.5	38.3	8.3	240.8	170.7	42.5	27.7
陕 西	259.9	203.2	56.8	1030.6	390.1	418.7	221.9
甘 肃	119.5	64.4	55.1	491.1	197.6	120.6	172.9
青 海	47.6	36.7	10.9	262.9	87.1	118.3	57.5
宁 夏	68.1	58.2	10.0	246.4	146.4	52.5	47.5
新 疆	137.0	116.1	20.9	964.2	483.0	309.6	171.6

1-1-5　2017-2022年跨省异地就医直接结算情况

年　份	住院跨省异地就医直接结算人次（万人次）	住院跨省异地就医直接结算费用（亿元）	住院跨省异地就医直接结算医保报销金额（亿元）	门诊跨省异地就医直接结算人次（万人次）	门诊跨省异地就医直接结算费用（亿元）	门诊跨省异地就医直接结算医保报销金额（亿元）
2017	20.8	48.5	27.9	-	-	-
2018	131.8	319.4	188.5	-	-	-
2019	272.0	648.2	383.2	-	-	-
2020	300.2	742.8	438.7	302.0	7.5	4.3
2021	440.6	1070.2	624.6	949.6	23.8	13.2
2022	568.8	1278.3	762.3	3243.6	76.8	46.9

注：2020年门诊跨省异地就医结算相关数据仅是京津冀、长三角和西南五省区等12个先行试点省份的数据，并非全国数据。

1-2-1　全国职工基本医疗保险参保情况

（按参保模式分）　　　　　　　　　　　　　　　　　　单位：万人

年　份	统账结合模式人数	单建统筹模式人数
2012	23811.3	2674.3
2013	24783.5	2659.7
2014	25573.9	2722.2
2015	26007.2	2885.9
2016	26803.1	2728.4
2017	27619.7	2703.0
2018	29000.6	2680.2
2019	30234.9	2689.8
2020	31735.4	2719.7
2021	32713.6	2717.2
2022	33591.2	2652.2

1-2-2 2022年各地区职工基本医疗保险参保情况

（按参保模式分）

单位：万人

地 区	统账结合模式人数	单建统筹模式人数
全 国	33591.2	2652.2
北 京	1496.2	0.0
天 津	490.1	152.5
河 北	1238.3	0.0
山 西	735.1	4.1
内蒙古	567.8	19.0
辽 宁	1262.4	318.5
吉 林	470.9	74.3
黑龙江	813.1	77.1
上 海	1623.7	0.0
江 苏	3388.5	0.0
浙 江	2855.8	0.0
安 徽	1041.3	22.0
福 建	972.2	0.0
江 西	625.9	20.2
山 东	2436.2	62.1
河 南	1372.3	23.5
湖 北	1199.4	41.0
湖 南	1013.4	39.2
广 东	3190.9	1665.1
广 西	727.9	2.5
海 南	250.6	0.0
重 庆	768.8	39.7
四 川	1952.9	14.3
贵 州	494.1	0.0
云 南	578.0	6.1
西 藏	55.6	0.0
陕 西	713.7	6.6
甘 肃	381.0	0.0
青 海	112.3	4.1
宁 夏	162.4	0.0
新 疆	600.7	60.5

注：部分数据实际值过小，因四舍五入的原因造成数据统计值为0.0。

1-2-3 全国职工基本医疗保险参保情况

（按在职退休分）   单位：万人

年 份	在职职工人数	退休人员人数	在职退休比
1998	1509.7	369.0	4.09
1999	1509.4	555.9	2.72
2000	2862.8	924.2	3.10
2001	5470.7	1815.2	3.01
2002	6925.8	2475.4	2.80
2003	7974.9	2926.8	2.72
2004	9044.4	3359.2	2.70
2005	10021.7	3761.2	2.66
2006	11580.3	4151.5	2.79
2007	13420.3	4600.0	2.92
2008	14987.7	5007.9	2.99
2009	16410.5	5526.9	2.97
2010	17791.2	5943.5	2.99
2011	18948.5	6278.6	3.02
2012	19861.3	6624.2	3.00
2013	20501.3	6941.8	2.95
2014	21041.3	7254.8	2.90
2015	21362.0	7531.2	2.84
2016	21720.0	7811.6	2.78
2017	22288.4	8034.3	2.77
2018	23307.5	8373.3	2.78
2019	24224.4	8700.4	2.78
2020	25428.8	9026.3	2.82
2021	26106.5	9324.4	2.80
2022	26604.3	9639.1	2.76

1-2-4 2022年各地区职工基本医疗保险参保情况

(按在职退休分)

单位：万人

地 区	在职职工人数	退休人员人数	在职退休比
全 国	26604.3	9639.1	2.76
北 京	1164.5	331.6	3.51
天 津	417.0	225.6	1.85
河 北	862.2	376.1	2.29
山 西	498.6	240.6	2.07
内蒙古	395.1	191.8	2.06
辽 宁	899.9	680.9	1.32
吉 林	335.6	209.6	1.60
黑龙江	480.5	409.7	1.17
上 海	1087.8	535.9	2.03
江 苏	2506.4	882.1	2.84
浙 江	2267.2	588.6	3.85
安 徽	772.4	290.9	2.66
福 建	789.1	183.1	4.31
江 西	424.0	222.1	1.91
山 东	1843.7	654.7	2.82
河 南	977.6	418.1	2.34
湖 北	851.7	388.8	2.19
湖 南	731.6	321.0	2.28
广 东	4281.3	574.7	7.45
广 西	542.0	188.4	2.88
海 南	182.3	68.3	2.67
重 庆	596.8	211.7	2.82
四 川	1434.4	532.8	2.69
贵 州	366.7	127.4	2.88
云 南	418.7	165.3	2.53
西 藏	44.3	11.3	3.90
陕 西	499.8	220.4	2.27
甘 肃	257.7	123.3	2.09
青 海	76.8	39.5	1.95
宁 夏	121.2	41.2	2.94
新 疆	477.4	183.7	2.60

注：在职退休比未剔除农民工。

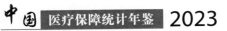

1-2-5 全国职工基本医疗保险参保情况

（按单位类型分）   单位：万人

年　份	企业人数	机关、事业人数	灵活就业等其他人员人数
2012	18281.4	5490.7	2713.4
2013	18857.9	5600.8	2984.5
2014	19444.4	5704.9	3146.8
2015	19835.2	5785.8	3272.1
2016	20153.1	5896.3	3482.2
2017	20632.7	5959.9	3730.1
2018	21520.2	6118.7	4042.0
2019	22267.0	6231.9	4425.7
2020	23317.0	6386.7	4751.4
2021	24043.5	6534.7	4852.6
2022	24399.6	6571.6	5272.1

1-2-6 2022年各地区职工基本医疗保险参保情况

（按单位类型分）

单位：万人

地　区	企业人数	机关、事业人数	灵活就业等其他人员人数
全　国	**24399.6**	**6571.6**	**5272.1**
北　京	1251.9	151.0	93.2
天　津	454.4	82.1	106.1
河　北	810.9	348.6	78.8
山　西	520.1	195.6	23.5
内蒙古	308.5	184.5	93.8
辽　宁	923.4	237.1	420.4
吉　林	324.2	160.0	61.0
黑龙江	519.2	206.0	165.0
上　海	1493.9	123.7	6.2
江　苏	2483.3	341.9	563.3
浙　江	1940.4	270.9	644.6
安　徽	718.5	244.9	99.9
福　建	731.1	165.2	75.9
江　西	409.6	200.1	36.4
山　东	1711.8	425.8	360.7
河　南	861.6	427.6	106.6
湖　北	782.8	252.2	205.4
湖　南	611.3	306.4	135.0
广　东	3303.7	376.3	1176.1
广　西	401.2	259.0	70.1
海　南	176.8	52.3	21.5
重　庆	556.6	136.9	115.0
四　川	1164.4	409.5	393.4
贵　州	274.6	182.0	37.5
云　南	349.5	195.2	39.3
西　藏	20.8	34.9	0.0
陕　西	529.2	164.2	26.8
甘　肃	223.7	152.1	5.2
青　海	62.6	41.6	12.1
宁　夏	105.6	44.0	12.8
新　疆	374.3	200.2	86.7

注：部分数据实际值过小，因四舍五入的原因造成数据统计值为0.0。

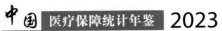

1-2-7 全国职工基本医疗保险受益面情况

单位: 万人次

年　份	享受待遇人次总数	普通门(急)诊就诊人次	门诊慢特病就诊人次	出院人次
2012	123301.0	108107.9	11707.7	3485.3
2013	134186.5	117814.1	12473.1	3899.3
2014	151871.7	133171.5	14421.3	4279.0
2015	162215.0	141266.0	16328.0	4622.0
2016	171140.7	148771.0	17423.3	4946.4
2017	181407.1	156833.9	19288.7	5284.6
2018	197788.8	170742.4	21408.9	5637.4
2019	212164.7	180584.6	25560.7	6019.4
2020	179053.3	150459.2	23316.3	5277.8
2021	203962.3	172275.1	25786.9	5900.4
2022	210372.0	176174.4	27920.5	6277.1

全国职工基本医疗保险受益面情况

1-2-8　各地区职工基本医疗保险受益面情况

单位：万人次

地　区	享受待遇人次总数	普通门(急)诊就诊人次	
			退休人次
2021全国	**203962.3**	**172275.1**	**67811.4**
2022全国	**210372.0**	**176174.4**	**65024.9**
北　京	15242.0	14864.0	7002.7
天　津	6526.9	5235.3	2988.0
河　北	7595.2	6264.9	2599.1
山　西	2613.5	1997.6	662.8
内蒙古	2119.3	1627.0	513.6
辽　宁	5440.6	3983.8	2196.8
吉　林	1971.4	1441.3	673.8
黑龙江	2310.9	1234.5	525.3
上　海	13661.0	13043.2	7923.7
江　苏	27675.0	23969.0	8802.2
浙　江	29587.8	27330.7	9363.6
安　徽	3795.1	2724.0	860.7
福　建	5925.8	4759.1	1472.2
江　西	3653.3	2735.8	1021.2
山　东	10003.3	7190.0	2771.2
河　南	4785.4	3571.5	1279.9
湖　北	4860.9	3689.7	1378.0
湖　南	2425.9	1504.1	445.0
广　东	24428.3	20900.2	3573.9
广　西	2821.3	2162.2	638.5
海　南	643.6	501.2	190.2
重　庆	6974.7	5722.9	2049.2
四　川	10450.7	8395.7	2546.1
贵　州	3001.3	2415.1	667.3
云　南	3466.7	2503.5	698.9
西　藏	267.2	240.2	61.8
陕　西	2710.4	2311.9	730.6
甘　肃	1303.6	1009.0	292.8
青　海	575.9	508.8	175.6
宁　夏	1087.4	873.1	362.4
新　疆	2447.5	1465.3	557.7

1-2-8 续表

单位: 万人次

地 区	门诊慢特病就诊人次	退休人次	出院人次	退休人次
2021全国	25786.9	18739.1	5900.4	3471.7
2022全国	27920.5	20113.0	6277.1	3664.6
北 京	209.9	129.8	168.1	94.1
天 津	1208.8	986.9	82.9	56.9
河 北	1136.3	834.5	194.0	123.3
山 西	504.2	373.6	111.7	72.4
内 蒙 古	393.3	263.9	99.1	60.7
辽 宁	1154.9	888.3	301.9	211.6
吉 林	433.0	300.9	97.1	61.3
黑 龙 江	879.4	598.0	197.0	135.3
上 海	407.1	327.6	210.7	135.9
江 苏	3167.9	2395.9	538.1	316.4
浙 江	1780.0	1057.3	477.0	222.8
安 徽	898.2	663.9	173.0	105.9
福 建	1028.2	755.6	138.6	61.3
江 西	776.8	597.3	140.8	94.1
山 东	2344.1	1712.8	469.2	266.1
河 南	915.3	691.6	298.6	188.1
湖 北	893.0	684.7	278.2	173.0
湖 南	652.6	522.9	269.2	171.6
广 东	3022.8	1884.2	505.3	211.6
广 西	490.8	374.2	168.4	92.4
海 南	107.4	76.1	35.1	22.4
重 庆	1067.5	783.5	184.3	109.9
四 川	1637.7	1224.4	417.3	254.6
贵 州	466.3	346.7	119.9	67.0
云 南	808.7	564.7	154.4	95.3
西 藏	21.4	15.0	5.6	2.5
陕 西	223.9	160.1	174.7	111.4
甘 肃	219.7	162.6	74.9	44.9
青 海	45.2	33.0	21.8	13.7
宁 夏	189.5	138.2	24.8	14.2
新 疆	836.9	564.9	145.4	74.0

1-2-9 全国职工基本医疗保险缴费情况

年 份	应缴(亿元)	缴费基数总额(亿元)	统账结合单位缴费划入个人账户(亿元)
2020	14214.4	168183.9	3194.5
2021	17271.1	188766.1	3656.9
2022	18759.5	205750.9	3554.5

1-2-10 全国职工基本医疗保险基金收入情况

单位: 亿元

年 份	基金总收入	统筹基金收入	个人账户收入
2007	2214.2	1332.6	881.7
2008	2885.5	1757.5	1128.0
2009	3420.3	2099.4	1320.9
2010	3955.4	2376.4	1579.0
2011	4945.0	3015.5	1929.5
2012	6061.9	3720.7	2341.2
2013	7061.6	4284.7	2776.9
2014	8037.9	4911.0	3126.9
2015	9083.5	5686.1	3397.4
2016	10273.7	6249.6	4024.1
2017	12278.3	7643.3	4635.0
2018	13537.9	8241.1	5296.7
2019	15119.8	9279.4	5840.3
2020	15731.6	9145.0	6586.6
2021	19007.5	11866.2	7141.3
2022	20793.3	13160.2	7633.1

注: 2020年起职工基本医疗保险基金收入、支出及结存均包含生育保险。

1-2-11 各地区职工基本医疗保险基金收入情况

单位：亿元

年 份	基金总收入	统筹基金收入	个人账户收入
2021全国	19007.5	11866.2	7141.3
2022全国	20793.3	13160.2	7633.1
北 京	1758.6	1338.7	420.0
天 津	424.4	354.9	69.5
河 北	666.3	504.0	162.3
山 西	354.8	172.6	182.1
内 蒙 古	339.4	212.6	126.8
辽 宁	654.4	383.2	271.2
吉 林	224.0	146.1	77.9
黑 龙 江	388.4	222.5	165.9
上 海	1719.4	1254.4	465.0
江 苏	1760.5	1020.4	740.1
浙 江	1657.8	1085.7	572.1
安 徽	464.0	304.5	159.4
福 建	499.9	296.4	203.6
江 西	296.8	181.1	115.7
山 东	1393.5	801.8	591.7
河 南	631.0	390.9	240.2
湖 北	685.3	385.4	299.9
湖 南	536.6	307.9	228.7
广 东	2207.4	1262.4	945.0
广 西	365.9	223.3	142.6
海 南	137.8	108.1	29.7
重 庆	461.0	257.9	203.1
四 川	1087.4	690.3	397.1
贵 州	287.7	165.6	122.1
云 南	394.4	231.2	163.2
西 藏	65.5	45.6	19.9
陕 西	508.4	311.0	197.4
甘 肃	197.9	113.8	84.1
青 海	103.5	53.2	50.3
宁 夏	116.3	54.4	61.9
新 疆	405.2	280.5	124.7

1-2-12　全国职工基本医疗保险基金支出情况

单位：亿元

年　份	基金总支出	统筹基金支出	个人账户支出
2007	1551.7	869.1	682.6
2008	2019.7	1149.0	870.7
2009	2630.1	1561.1	1069.0
2010	3271.6	2032.6	1239.0
2011	4018.3	2509.1	1509.1
2012	4868.5	3060.8	1807.7
2013	5829.9	3668.9	2161.1
2014	6696.6	4160.0	2536.6
2015	7531.5	4654.3	2877.2
2016	8286.7	5041.8	3244.8
2017	9466.9	5763.0	3703.8
2018	10706.6	6494.2	4212.4
2019	12015.7	7291.2	4724.5
2020	12867.0	7930.8	4936.2
2021	14751.8	9322.5	5429.4
2022	15243.8	9558.4	5685.4

注：2020年起职工基本医疗保险基金收入、支出及结存均包含生育保险。

1-2-13 各地区职工基本医疗保险基金支出情况

单位：亿元

年 份	基金总支出	统筹基金支出	个人账户支出
2021全国	14751.8	9322.5	5429.4
2022全国	15243.8	9558.4	5685.4
北 京	1164.4	868.1	296.3
天 津	335.4	297.5	37.9
河 北	485.7	289.4	196.3
山 西	274.1	143.0	131.1
内蒙古	238.0	129.1	108.9
辽 宁	571.7	344.1	227.7
吉 林	187.4	122.2	65.2
黑龙江	330.9	200.4	130.5
上 海	1089.4	852.5	237.0
江 苏	1362.0	826.7	535.4
浙 江	1198.3	763.8	434.5
安 徽	315.1	188.6	126.5
福 建	383.2	229.8	153.4
江 西	234.9	154.4	80.5
山 东	1113.7	659.2	454.5
河 南	497.8	321.9	175.9
湖 北	513.1	297.2	216.0
湖 南	398.5	241.4	157.1
广 东	1674.4	984.0	690.4
广 西	290.0	169.4	120.7
海 南	87.5	61.3	26.2
重 庆	343.3	187.4	155.9
四 川	736.4	417.1	319.3
贵 州	222.0	126.8	95.2
云 南	316.7	169.3	147.4
西 藏	27.3	12.9	14.4
陕 西	305.3	195.8	109.4
甘 肃	133.5	68.6	64.9
青 海	66.8	29.1	37.6
宁 夏	58.2	27.1	31.0
新 疆	289.1	180.6	108.5

1-2-14　全国职工基本医疗保险基金结存情况

年　份	当期结存				累计结存(亿元)	
	统筹基金		个人账户			
	结存额(亿元)	结存率(%)	积累额(亿元)	积累率(%)	统筹基金结存	个人账户结存
2007	463.5	34.8	199.1	22.6	1558.2	882.6
2008	608.5	34.6	257.4	22.8	2161.2	1142.4
2009	538.3	25.6	251.9	19.1	2661.1	1394.1
2010	343.8	14.5	340.0	21.5	3007.0	1734.1
2011	506.3	16.8	420.4	21.8	3517.8	2165.3
2012	659.9	17.7	533.5	22.8	4186.8	2697.5
2013	615.9	14.4	615.9	22.2	4806.5	3322.9
2014	751.0	15.3	590.3	18.9	5537.2	3912.6
2015	1031.8	18.1	520.2	15.3	6568.0	4429.0
2016	1207.8	19.3	779.2	19.4	7772.1	5199.6
2017	1880.3	24.6	931.1	20.1	9699.1	6152.0
2018	1747.0	21.2	1084.3	20.5	11466.3	7283.5
2019	1988.2	21.4	1115.9	19.1	13555.6	8426.4
2020	1214.3	13.3	1650.3	25.1	15327.5	10096.0
2021	2543.7	21.4	1712.0	24.0	17691.4	11770.4
2022	3601.8	27.4	1947.7	25.5	21393.1	13712.7

1-2-15　2022年各地区职工基本医疗保险基金结存情况

地　区	当期结存				累计结存(亿元)	
	统筹基金		个人账户		统筹基金结存	个人账户结存
	结存额(亿元)	结存率(%)	积累额(亿元)	积累率(%)		
全　国	**3601.8**	**27.4**	**1947.7**	**25.5**	**21393.1**	**13712.7**
北　京	470.6	35.2	123.7	29.4	2081.6	125.7
天　津	57.4	16.2	31.6	45.5	303.4	159.9
河　北	214.7	42.6	-34.1	-21.0	832.6	416.0
山　西	29.6	17.2	51.0	28.0	228.0	359.6
内蒙古	83.5	39.3	17.9	14.1	380.8	200.1
辽　宁	39.1	10.2	43.5	16.0	380.5	381.7
吉　林	24.0	16.4	12.7	16.3	294.2	154.9
黑龙江	22.1	9.9	35.4	21.4	334.8	312.5
上　海	402.0	32.0	228.0	49.0	2812.9	1693.1
江　苏	193.7	19.0	204.8	27.7	1311.9	1435.4
浙　江	321.9	29.7	137.6	24.0	2033.8	1037.2
安　徽	115.9	38.1	33.0	20.7	486.8	294.3
福　建	66.5	22.5	50.2	24.7	423.4	547.3
江　西	26.7	14.8	35.2	30.4	283.8	210.6
山　东	142.6	17.8	137.3	23.2	1161.8	453.4
河　南	68.9	17.6	64.3	26.8	454.9	539.2
湖　北	88.3	22.9	83.9	28.0	404.1	522.4
湖　南	66.5	21.6	71.6	31.3	439.5	466.0
广　东	278.4	22.0	254.6	26.9	2400.3	1555.4
广　西	53.9	24.1	21.9	15.4	310.9	278.4
海　南	46.8	43.3	3.5	11.9	251.0	14.6
重　庆	70.5	27.3	47.2	23.3	211.4	351.7
四　川	273.2	39.6	77.9	19.6	1460.2	640.3
贵　州	38.8	23.4	26.9	22.0	253.0	192.3
云　南	61.9	26.8	15.8	9.7	382.9	308.6
西　藏	32.7	71.7	5.5	27.7	170.7	42.5
陕　西	115.2	37.0	88.0	44.6	390.1	418.7
甘　肃	45.2	39.7	19.2	22.8	197.6	120.6
青　海	24.0	45.2	12.7	25.2	87.1	118.3
宁　夏	27.2	50.1	30.9	49.9	146.4	52.5
新　疆	99.9	35.6	16.2	13.0	483.0	309.6

1-2-16 全国职工基本医疗保险医疗费支出情况

单位：亿元

年 份	医疗费合计	普通门(急)诊医疗费	退休人员医疗费	门诊慢特病医疗费	退休人员医疗费	住院医疗费	退休人员医疗费
2013	6145.9	1788.7	-	577.7	-	3779.5	-
2014	7082.9	2091.4	-	671.7	-	4319.8	-
2015	7888.0	2306.0	-	769.0	-	4813.0	-
2016	8764.2	2565.5	1215.4	844.4	567.9	5354.3	3483.4
2017	9570.6	2824.4	1329.7	932.9	629.1	5813.3	3785.2
2018	10494.8	3123.3	1438.0	1068.2	723.4	6303.3	4094.7
2019	11971.3	3517.5	1574.9	1298.3	881.9	7155.6	4596.9
2020	11281.1	3254.9	1479.8	1346.3	919.6	6680.0	4283.9
2021	12936.5	3763.6	1607.6	1533.1	1033.3	7639.8	4820.5
2022	13898.0	4038.7	1652.6	1772.1	1168.4	8087.2	5090.7

1-2-17 2022年各地区职工基本医疗保险医疗费支出情况

单位: 亿元

地 区	医疗费合计	退休人员医疗费	住院医疗费	退休人员医疗费	普通门(急)诊医疗费	退休人员医疗费	门诊慢特病医疗费	退休人员医疗费	个人账户在药店购药费用
全 国	**13898.0**	**7911.7**	**8087.2**	**5090.7**	**4038.7**	**1652.6**	**1772.1**	**1168.4**	**2211.9**
北 京	1103.2	635.7	359.6	233.9	677.7	359.3	65.9	42.5	0.2
天 津	444.9	297.2	173.7	124.7	178.4	98.6	92.9	74.0	2.0
河 北	435.9	264.6	274.3	183.0	102.4	40.4	59.2	41.2	109.4
山 西	183.5	113.4	127.2	85.8	30.6	9.8	25.7	17.8	87.5
内蒙古	196.2	110.3	124.1	78.4	41.2	12.9	31.0	19.0	72.9
辽 宁	527.9	356.1	369.9	259.7	90.1	47.3	68.0	49.2	136.4
吉 林	189.1	117.7	135.0	89.2	27.6	12.1	26.5	16.4	49.8
黑龙江	347.3	224.1	250.2	171.5	40.8	16.3	56.4	36.3	82.4
上 海	1036.5	725.8	513.5	382.7	462.6	296.3	60.5	46.8	28.0
江 苏	1298.6	702.5	729.4	451.5	418.1	149.3	151.1	101.7	213.6
浙 江	1300.4	601.1	584.0	324.0	600.9	211.9	115.5	65.2	83.1
安 徽	310.1	179.1	196.3	124.4	56.5	15.0	57.3	39.7	76.4
福 建	350.3	159.4	175.3	91.2	132.0	39.4	43.0	28.8	65.5
江 西	241.3	154.8	162.7	113.2	38.7	12.0	40.0	29.6	43.6
山 东	866.9	517.2	580.7	358.3	126.8	50.5	159.4	108.5	139.9
河 南	478.1	288.4	353.4	227.3	72.8	24.2	51.9	36.9	113.3
湖 北	502.3	298.6	338.6	216.7	91.9	32.2	71.8	49.7	110.2
湖 南	342.2	220.3	272.7	185.4	36.9	12.1	32.6	22.8	62.6
广 东	1221.1	508.8	742.4	353.2	305.9	64.9	172.8	90.7	21.2
广 西	259.8	144.0	181.6	113.9	53.4	13.9	24.7	16.1	71.2
海 南	71.8	44.3	51.7	34.0	9.5	3.4	10.6	6.9	0.5
重 庆	344.3	196.4	198.0	130.3	80.7	24.7	65.6	41.5	71.9
四 川	672.4	382.4	419.1	271.9	131.8	34.3	121.5	76.1	163.1
贵 州	173.2	98.7	116.2	73.1	31.2	8.5	25.9	17.2	67.4
云 南	247.9	143.6	150.2	98.5	52.0	15.0	45.7	30.1	98.4
西 藏	21.8	8.9	9.7	5.0	9.4	2.3	2.7	1.7	9.4
陕 西	287.1	170.1	209.6	137.1	57.1	19.9	20.3	13.1	81.5
甘 肃	113.6	63.7	76.9	47.5	22.5	6.1	14.3	10.1	50.7
青 海	44.8	26.0	26.8	18.6	14.1	4.5	3.9	2.9	14.6
宁 夏	44.8	24.9	25.9	15.6	10.5	3.7	8.4	5.7	19.0
新 疆	240.9	133.8	158.8	91.2	34.8	12.2	47.3	30.4	66.4

1-2-18 2022年各地区职工基本医疗保险在职、退休人员医疗费支出情况

单位：亿元

地　区	在职职工	住　院	退休人员	住　院
全　国	**5986.3**	**2996.5**	**7911.7**	**5090.7**
北　京	467.5	125.6	635.7	233.9
天　津	147.7	49.0	297.2	124.7
河　北	171.3	91.3	264.6	183.0
山　西	70.1	41.4	113.4	85.8
内蒙古	86.0	45.7	110.3	78.4
辽　宁	171.8	110.2	356.1	259.7
吉　林	71.4	45.8	117.7	89.2
黑龙江	123.2	78.7	224.1	171.5
上　海	310.7	130.7	725.8	382.7
江　苏	596.1	277.8	702.5	451.5
浙　江	699.3	260.1	601.1	324.0
安　徽	131.0	71.9	179.1	124.4
福　建	190.9	84.1	159.4	91.2
江　西	86.5	49.5	154.8	113.2
山　东	349.7	222.4	517.2	358.3
河　南	189.7	126.1	288.4	227.3
湖　北	203.7	121.9	298.6	216.7
湖　南	121.9	87.3	220.3	185.4
广　东	712.3	389.2	508.8	353.2
广　西	115.8	67.7	143.9	113.9
海　南	27.6	17.7	44.3	34.0
重　庆	147.9	67.8	196.4	130.3
四　川	290.0	147.2	382.4	271.9
贵　州	74.5	43.0	98.7	73.1
云　南	104.3	51.8	143.6	98.5
西　藏	12.9	4.7	8.9	5.0
陕　西	116.9	72.5	170.1	137.1
甘　肃	50.0	29.4	63.7	47.5
青　海	18.8	8.2	26.0	18.6
宁　夏	19.9	10.3	24.9	15.6
新　疆	107.1	67.6	133.8	91.2

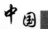

1-2-19 全国职工基本医疗保险住院情况

年 份	住院医疗费支出分布情况(亿元)			次均住院费(元)	三级医疗机构	二级医疗机构	一级及以下(含未定级)医疗机构
	三级医疗机构	二级医疗机构	一级及以下(含未定级)医疗机构				
2012	2039.7	955.3	251.1	9313	12301	7368	4731
2013	2407.2	1082.4	289.8	9693	12680	7670	4916
2014	-	-	-	10095	-	-	-
2015	3207.0	1267.0	339.0	10414	13623	7951	5027
2016	3612.3	1374.2	367.8	10825	13998	8199	5333
2017	3959.9	1462.0	391.5	11000	14086	8297	5504
2018	4362.7	1532.7	407.9	11181	14147	8379	5632
2019	5129.7	1641.0	384.9	11888	14750	8660	5952
2020	4810.3	1513.7	355.9	12657	15660	9089	6585
2021	5637.5	1534.0	468.2	12948	15588	9284	7415
2022	6129.2	1576.0	381.9	12884	15495	9029	6633

1-2-19 续表

年 份	住院费用目录内基金支付比例(%)	次均住院床日(天)	三级医疗机构	二级医疗机构	一级及以下(含未定级)医疗机构
2012	81.3	-	13.5	14.0	13.4
2013	81.9	-	12.8	13.5	12.5
2014	82.1	-	-	-	-
2015	81.9	-	12.1	12.4	11.8
2016	81.7	-	11.7	12.1	12.0
2017	81.7	11.8	11.3	12.5	12.2
2018	81.6	11.3	10.8	11.7	12.3
2019	85.8	10.7	10.1	11.2	12.7
2020	85.2	10.7	9.9	11.3	14.0
2021	84.4	10.0	9.1	10.8	13.2
2022	84.2	9.5	8.5	10.5	13.1

1-2-20　各地区职工基本医疗保险住院情况

地　区	住院医疗费支出分布情况(亿元)		
	三级医疗机构	二级医疗机构	一级及以下(含未定级)医疗机构
2021全国	5637.5	1534.0	468.2
2022全国	6129.2	1576.0	381.9
北　京	311.2	37.4	11.1
天　津	157.3	13.9	2.5
河　北	186.2	72.3	15.8
山　西	94.3	30.0	2.9
内蒙古	105.8	16.7	1.6
辽　宁	316.4	46.2	7.3
吉　林	106.3	22.3	6.4
黑龙江	217.3	27.3	5.6
上　海	248.8	200.1	64.5
江　苏	527.7	168.3	33.4
浙　江	443.7	96.8	43.5
安　徽	157.1	35.0	4.2
福　建	149.5	23.2	2.6
江　西	121.9	34.3	6.4
山　东	426.2	133.9	20.6
河　南	269.7	67.6	16.1
湖　北	280.0	49.6	9.0
湖　南	192.9	69.3	10.5
广　东	596.8	99.7	45.9
广　西	149.3	27.7	4.7
海　南	42.1	8.6	1.0
重　庆	106.1	80.5	11.5
四　川	319.7	74.4	24.9
贵　州	89.0	22.8	4.3
云　南	109.5	29.6	11.1
西　藏	7.1	0.9	1.7
陕　西	164.5	39.4	5.7
甘　肃	60.1	15.0	1.9
青　海	22.8	3.6	0.4
宁　夏	20.9	4.5	0.5
新　疆	129.2	25.2	4.3

1-2-20 续表-1

地 区	次均住院费（元）	三 级医疗机构	二 级医疗机构	一级及以下(含未定级)医疗机构	住院费用目录内基金支付比例（%）
2021全国	**12948**	**15588**	**9284**	**7415**	**84.4**
2022全国	**12884**	**15495**	**9029**	**6633**	**84.2**
北　京	21388	21322	20757	26376	79.5
天　津	20955	22468	13135	10899	85.0
河　北	14140	19108	9254	8566	88.9
山　西	11386	14593	7269	5006	84.7
内蒙古	12521	14588	7147	4949	82.9
辽　宁	12250	14327	7378	3935	76.7
吉　林	13898	16732	8768	7847	81.5
黑龙江	12699	14590	7355	5091	79.1
上　海	24371	23223	23446	35482	87.1
江　苏	13554	16524	10613	5545	90.7
浙　江	12243	13102	9092	13654	85.4
安　徽	11350	13562	7280	4651	84.7
福　建	12652	14523	7728	4692	83.9
江　西	11552	15581	7238	4245	84.5
山　东	12377	15352	8722	5419	83.1
河　南	11836	15388	7272	5311	80.7
湖　北	12170	15008	7587	3433	83.7
湖　南	10133	13515	7209	3473	81.5
广　东	14691	16608	10237	9446	78.5
广　西	10789	13415	6612	3075	85.4
海　南	14744	16977	10185	5469	87.5
重　庆	10744	16708	8887	3794	88.4
四　川	10042	13160	7398	3379	88.2
贵　州	9684	14363	5537	2585	89.4
云　南	9727	13300	5818	5249	89.2
西　藏	17229	18727	14155	14095	97.7
陕　西	11999	15601	6827	4951	88.6
甘　肃	10266	12892	6204	4437	91.1
青　海	12284	13786	7417	8778	83.6
宁　夏	10423	13280	5682	3973	85.7
新　疆	10921	13844	6462	3327	81.8

1-2-20 续表-2

地 区	次均住院床日（天）	三 级医疗机构	二 级医疗机构	一级及以下(含未定级)医疗机构
2021全国	**10.0**	**9.1**	**10.8**	**13.2**
2022全国	**9.5**	**8.5**	**10.5**	**13.1**
北　京	9.6	8.1	17.1	30.9
天　津	8.6	7.7	11.9	21.0
河　北	10.0	9.6	10.2	10.6
山　西	11.9	11.3	12.5	15.1
内蒙古	9.0	9.0	8.8	9.6
辽　宁	9.2	8.6	10.9	10.2
吉　林	9.8	9.2	11.1	10.7
黑龙江	9.4	9.2	10.0	9.5
上　海	12.6	6.0	12.9	50.4
江　苏	9.8	8.3	10.3	16.4
浙　江	8.7	6.8	10.1	23.8
安　徽	9.6	8.8	8.9	21.9
福　建	8.9	8.1	11.3	11.3
江　西	9.2	9.3	9.0	9.1
山　东	9.0	8.3	9.9	11.0
河　南	9.8	9.7	9.8	10.6
湖　北	9.0	8.7	10.0	8.8
湖　南	10.5	9.7	12.2	8.8
广　东	8.0	7.0	9.3	12.4
广　西	8.6	8.7	8.8	7.0
海　南	8.4	8.5	8.6	7.0
重　庆	10.7	10.1	11.5	9.2
四　川	11.2	10.8	13.0	9.9
贵　州	9.4	9.6	9.3	8.4
云　南	9.0	9.2	8.8	8.9
西　藏	9.3	9.6	9.3	8.5
陕　西	9.0	8.5	9.6	9.4
甘　肃	8.7	8.4	9.3	9.3
青　海	9.6	9.4	10.1	10.7
宁　夏	7.8	7.4	8.4	9.9
新　疆	8.7	8.5	8.8	9.5

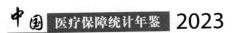

1-2-21 全国职工基本医疗保险异地就医待遇享受情况

年　份	异地就医人数（万人）	异地就医人次（万人次）	普通门(急)诊人次	门诊慢特病人次	出院人次
2012	370.4	1107.9	660.1	144.8	303.0
2013	430.9	1515.0	998.1	178.0	338.9
2014	511.1	1897.5	1316.9	217.2	363.3
2015	548.0	2297.0	1637.0	268.0	392.0
2016	599.5	2771.5	2002.7	327.5	441.3
2017	739.6	3799.1	2965.8	355.6	477.7
2018	806.5	3656.1	2698.7	408.0	549.5
2019	984.1	4372.3	3215.9	503.4	653.0
2020	1002.9	4831.1	3730.9	491.3	608.9
2021	1462.7	6433.8	4930.4	717.5	785.9
2022	2122.6	7298.9	5562.3	889.5	847.1

1-2-22 2022年各地区职工基本医疗保险异地就医待遇享受情况

地　区	异地就医人数（万人）	省外	异地就医人次（万人次）	普通门(急)诊人次	门诊慢特病人次	出院人次
全　国	2122.6	500.0	7298.9	5562.3	889.5	847.1
北　京	16.4	16.4	77.8	66.2	1.8	9.8
天　津	10.5	10.5	91.0	83.9	2.0	5.2
河　北	112.6	32.2	418.0	348.6	40.1	29.3
山　西	126.7	17.4	219.0	179.0	14.9	25.1
内蒙古	45.6	21.4	163.3	124.8	11.0	27.4
辽　宁	58.1	15.5	186.3	144.7	9.1	32.6
吉　林	27.7	9.0	124.3	88.6	17.5	18.2
黑龙江	36.7	22.9	128.6	66.9	15.7	46.0
上　海	22.9	22.9	78.4	68.7	1.8	8.0
江　苏	104.3	38.4	781.1	560.3	166.2	54.6
浙　江	235.3	31.7	990.3	850.6	80.7	59.1
安　徽	40.2	20.4	133.0	88.1	13.5	31.5
福　建	97.1	7.2	553.9	437.4	91.2	25.3
江　西	30.3	12.5	174.7	122.0	28.0	24.8
山　东	54.6	16.2	216.5	114.4	50.0	52.0
河　南	78.9	15.1	148.7	92.2	11.4	45.2
湖　北	95.7	16.6	249.4	201.4	17.1	31.0
湖　南	33.5	7.1	61.4	17.7	8.6	35.1
广　东	62.7	12.1	166.2	53.2	45.6	67.4
广　西	56.6	3.3	238.1	173.9	40.3	23.8
海　南	3.3	3.3	7.7	2.6	1.9	3.2
重　庆	32.7	32.7	64.9	55.6	3.6	5.8
四　川	332.4	41.7	749.1	627.4	66.0	55.8
贵　州	38.6	7.9	192.3	157.6	16.8	17.9
云　南	189.7	7.9	233.5	156.6	53.2	23.7
西　藏	10.3	10.3	33.9	31.2	0.4	2.3
陕　西	37.9	6.1	121.9	94.4	3.4	24.1
甘　肃	50.5	12.7	101.2	79.2	5.7	16.4
青　海	20.8	10.3	171.0	144.1	14.6	12.4
宁　夏	2.6	2.6	12.2	9.7	0.6	1.9
新　疆	57.3	15.6	411.2	321.6	57.2	32.5

41

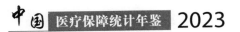

1-2-23 全国职工基本医疗保险异地就医费用情况

年 份	异地就医总费用(亿元)				次均费用(元)		
		普通门(急)诊	门诊慢特病	住院	普通门(急)诊	门诊慢特病	住院
2012	465.2	-	-	-	274	1351	14110
2013	546.8	-	-	-	255	1192	14757
2014	643.7	-	-	-	256	1230	16056
2015	724.0	-	-	-	249	1173	16627
2016	832.5	-	-	-	239	1120	16946
2017	948.8	-	-	-	224	1091	17661
2018	1085.0	-	-	-	245	1179	17670
2019	1339.3	81.5	60.9	1196.8	254	1211	18328
2020	1338.3	86.0	64.8	1187.5	231	1318	19504
2021	1662.9	126.2	79.9	1456.8	256	1113	18537
2022	1931.3	164.5	116.2	1650.6	296	1306	19486

1-2-24　2022年各地区职工基本医疗保险异地就医费用情况

地　区	异地就医总费用(亿元)	普通门(急)诊	门诊慢特病	住院
全　国	**1931.3**	**164.5**	**116.2**	**1650.6**
北　京	22.8	6.4	0.7	15.7
天　津	13.1	2.7	0.6	9.7
河　北	84.7	8.7	5.4	70.6
山　西	55.6	3.6	2.2	49.8
内蒙古	65.6	4.5	3.5	57.6
辽　宁	85.4	4.0	2.6	78.8
吉　林	44.2	2.1	2.3	39.7
黑龙江	93.7	2.1	4.3	87.3
上　海	15.9	4.1	0.2	11.7
江　苏	148.2	13.0	6.8	128.3
浙　江	148.6	31.4	9.9	107.2
安　徽	75.4	2.6	5.6	67.2
福　建	62.5	13.6	5.8	43.1
江　西	58.8	2.7	5.2	50.9
山　东	122.7	4.1	7.3	111.3
河　南	102.3	2.4	2.7	97.3
湖　北	70.0	5.6	3.0	61.4
湖　南	65.6	1.9	1.6	62.1
广　东	155.9	2.6	11.5	141.9
广　西	48.3	5.5	3.2	39.6
海　南	7.5	0.1	0.5	6.9
重　庆	11.7	1.2	0.8	9.7
四　川	106.4	13.8	12.2	80.4
贵　州	36.5	2.9	3.6	30.1
云　南	45.3	3.9	5.3	36.1
西　藏	5.1	1.0	0.3	3.7
陕　西	49.9	3.0	1.5	45.4
甘　肃	31.7	3.6	1.1	27.0
青　海	23.5	4.7	1.3	17.6
宁　夏	5.2	0.2	0.4	4.6
新　疆	69.3	6.7	4.7	58.0

1-2-24　续表

地　区	次均费用(元)		
	普通门(急)诊	门诊慢特病	住院
全　国	**296**	**1306**	**19486**
北　京	966	3972	16022
天　津	323	3204	18792
河　北	248	1355	24106
山　西	199	1485	19851
内蒙古	359	3144	21021
辽　宁	278	2850	24211
吉　林	240	1323	21845
黑龙江	313	2760	18969
上　海	589	1145	14682
江　苏	232	412	23500
浙　江	369	1231	18150
安　徽	297	4144	21359
福　建	311	637	17016
江　西	218	1872	20513
山　东	362	1462	21386
河　南	256	2334	21550
湖　北	278	1751	19841
湖　南	1068	1914	17663
广　东	482	2510	21041
广　西	318	792	16608
海　南	457	2563	21757
重　庆	213	2242	16733
四　川	220	1852	14402
贵　州	184	2124	16821
云　南	246	993	15264
西　藏	334	8466	16027
陕　西	315	4551	18880
甘　肃	456	1889	16495
青　海	323	899	14199
宁　夏	222	6717	24722
新　疆	208	817	17846

1-3-1　全国城乡居民基本医疗保险参保情况

单位：万人

年　份	参　保总人数	困难人群总　计	参保人群分类					
			成年人	困难人群	中小学生和儿童	困难人群	大学生	困难人群
2017	87358.7	7649.3	64560.7	6447.5	20613.7	1142.9	2184.3	58.9
2018	89735.7	8688.0	66285.5	7342.9	21368.2	1296.8	2082.0	48.3
2019	102482.7	9504.2	76941.6	7966.2	23518.7	1488.6	2022.4	49.4
2020	101676.0	9549.4	75010.4	8079.9	24610.1	1404.8	2055.5	64.6
2021	100865.9	10234.6	74304.8	8656.2	24567.6	1493.6	1993.5	84.8
2022	98349.1	9678.3	72055.6	8243.7	24359.0	1366.2	1934.6	68.4

注：2017-2018年数据不含未整合的新型农村合作医疗。

1-3-2 2022年各地区城乡居民基本医疗保险参保情况

单位：万人

地 区	参保总人数	参保人群分类		
		困难人群总计	成年人	
				困难人群
全 国	**98349.1**	**9678.3**	**72055.6**	**8243.7**
北 京	404.3	32.6	149.7	29.7
天 津	533.8	37.9	276.7	26.1
河 北	5782.0	257.8	4702.2	239.9
山 西	2483.6	178.3	1926.5	168.0
内蒙古	1583.1	179.7	1252.6	171.6
辽 宁	2167.7	143.1	1626.3	131.6
吉 林	1717.5	497.0	1339.3	488.2
黑龙江	1877.5	163.6	1548.3	155.6
上 海	365.8	14.7	96.0	14.7
江 苏	4731.0	330.0	3118.8	274.5
浙 江	2721.4	128.2	1757.2	115.5
安 徽	5443.4	321.0	4085.7	281.3
福 建	2891.3	155.1	2043.2	115.4
江 西	4002.2	328.9	2876.5	285.6
山 东	7134.8	363.2	5076.9	342.4
河 南	8698.2	668.6	6496.4	579.8
湖 北	4352.6	532.3	3233.9	463.3
湖 南	5470.6	424.8	4559.5	388.2
广 东	6297.2	401.1	4156.6	332.7
广 西	4471.5	346.4	3246.3	282.0
海 南	670.3	33.6	442.5	26.6
重 庆	2398.2	339.4	1726.1	277.6
四 川	6426.7	785.4	4890.6	677.6
贵 州	3727.2	803.3	2614.6	613.8
云 南	3975.8	1212.5	2947.3	974.1
西 藏	284.0	16.6	189.9	10.2
陕 西	2948.1	144.7	2188.5	125.5
甘 肃	2174.2	455.9	1712.5	372.5
青 海	443.3	56.8	306.7	37.7
宁 夏	500.4	92.5	345.8	74.7
新 疆	1671.7	233.4	1122.5	167.5

1-3-2 续表

单位：万人

地 区	参保人群分类			
	中小学生和儿童	困难人群	大学生	困难人群
全 国	**24359.0**	**1366.2**	**1934.6**	**68.4**
北 京	245.0	2.6	9.6	0.3
天 津	190.7	3.1	66.4	8.8
河 北	1021.1	17.9	58.7	0.1
山 西	539.9	10.2	17.2	0.0
内蒙古	304.3	7.8	26.2	0.3
辽 宁	457.4	10.5	83.9	1.0
吉 林	342.8	8.8	35.4	0.0
黑龙江	306.0	7.9	23.2	0.0
上 海	211.1	0.0	58.7	0.0
江 苏	1412.1	53.3	200.1	2.2
浙 江	871.0	11.6	93.3	1.1
安 徽	1266.8	36.5	90.9	3.2
福 建	820.5	33.7	27.6	6.0
江 西	1004.4	43.1	121.3	0.3
山 东	1911.5	20.6	146.4	0.2
河 南	2147.5	88.6	54.3	0.2
湖 北	997.0	68.3	121.7	0.6
湖 南	765.6	28.6	145.5	8.1
广 东	2002.7	65.2	137.9	3.3
广 西	1199.4	64.3	25.8	0.1
海 南	226.3	7.0	1.5	0.0
重 庆	637.0	48.7	35.1	13.1
四 川	1416.2	107.6	119.9	0.1
贵 州	1045.1	174.7	67.5	14.8
云 南	973.1	235.8	55.4	2.7
西 藏	94.1	6.3	0.0	0.0
陕 西	698.1	19.1	61.5	0.0
甘 肃	431.0	81.6	30.7	1.8
青 海	136.5	19.1	0.1	0.0
宁 夏	154.6	17.8	0.0	0.0
新 疆	530.3	65.8	19.0	0.1

注：部分数据实际值过小，因四舍五入的原因造成数据统计值为0.0。

1-3-3 全国城乡居民基本医疗保险基金收支及结余情况

年 份	基金总收入(亿元)			基金总支出(亿元)	基金结存(亿元)		可支付月数(个)
	收入总额	个人缴费	财政补助		当期结存	累计结存	
2009	251.6	84.7	155.2	167.3	84.3	220.7	15.8
2010	353.5	102.8	231.1	266.5	87.0	306.0	13.8
2011	594.2	134.3	442.0	413.1	181.1	496.8	14.4
2012	876.8	178.6	672.4	675.1	201.6	760.3	13.5
2013	1186.6	242.9	909.5	971.1	215.5	987.1	12.2
2014	1649.3	341.5	1264.3	1437.0	212.3	1195.0	10.0
2015	2109.4	476.1	1585.4	1780.6	328.8	1545.7	10.4
2016	2810.5	680.3	2044.6	2480.4	330.1	1992.6	9.6
2017	5653.3	1491.3	3942.6	4954.8	698.5	3534.6	8.6
2018	6971.5	2395.8	4446.1	6276.9	694.6	4372.3	8.4
2019	8575.5	2737.1	5732.8	8191.0	384.5	5142.5	7.5
2020	9114.5	3029.0	5936.2	8165.1	949.4	6076.5	8.9
2021	9724.5	3242.1	6272.3	9296.4	428.1	6716.6	8.7
2022	10128.9	3335.7	6355.8	9353.4	775.5	7534.1	9.0

注：2018年及以前不含未整合的新型农村合作医疗。

1-3-4 2022年各地区城乡居民基本医疗保险基金收支及结余情况

地 区	基金总收入 (亿元)	基金总支出 (亿元)	基金结存(亿元)		可支付月数 (个)
			当期结存	累计结存	
全 国	10128.9	9353.4	775.5	7534.1	9.0
北 京	114.3	99.0	15.3	76.5	8.0
天 津	55.5	70.4	-14.9	78.6	13.2
河 北	550.4	506.4	44.1	361.0	8.1
山 西	238.2	203.7	34.5	197.6	10.1
内 蒙 古	171.7	131.3	40.5	157.5	12.1
辽 宁	211.3	200.8	10.5	212.4	11.9
吉 林	149.7	146.5	3.1	131.9	10.1
黑 龙 江	201.7	172.4	29.3	221.6	14.9
上 海	100.9	94.7	6.1	33.5	3.6
江 苏	555.5	550.3	5.2	282.1	5.9
浙 江	498.3	466.3	32.0	293.0	7.2
安 徽	505.3	478.3	27.0	262.1	6.0
福 建	289.7	269.2	20.5	130.1	5.3
江 西	401.4	357.5	43.9	342.3	10.6
山 东	708.5	696.4	12.1	436.0	7.1
河 南	824.9	795.2	29.7	349.8	5.1
湖 北	422.2	393.7	28.5	316.9	9.2
湖 南	537.0	475.4	61.6	354.7	8.3
广 东	700.4	641.2	59.2	830.2	14.5
广 西	419.4	412.8	6.7	407.1	11.1
海 南	66.0	59.2	6.8	69.3	11.0
重 庆	246.8	244.3	2.5	172.9	7.8
四 川	627.0	592.5	34.5	535.6	10.4
贵 州	362.1	313.3	48.8	316.4	11.2
云 南	388.0	361.8	26.2	266.2	8.4
西 藏	25.0	16.7	8.3	27.7	17.1
陕 西	290.0	233.3	56.8	221.9	9.8
甘 肃	204.2	149.2	55.1	172.9	11.1
青 海	47.5	36.5	10.9	57.5	16.3
宁 夏	51.3	41.4	10.0	47.5	12.8
新 疆	165.0	144.1	20.9	171.6	12.3

1-3-5 全国城乡居民基本医疗保险受益面情况

单位: 万人次

年 份	享受待遇人次总数	普通门(急)诊就诊人次	门诊慢特病就诊人次	出院人次
2012	23223.0	20563.8	856.4	1802.8
2013	32952.6	29329.6	1238.3	2384.7
2014	41640.3	37017.4	1822.0	2800.9
2015	58188.0	51607.0	2670.0	3911.0
2016	79186.5	69960.5	3726.9	5499.0
2017	149291.2	128913.3	8105.8	12272.1
2018	161857.3	136964.3	11244.3	13649.0
2019	216915.2	181066.5	18792.8	17055.9
2020	198680.0	161825.2	21500.5	15354.4
2021	208069.9	168280.0	24442.0	15347.9
2022	215680.6	169950.7	29739.2	15990.7

1-3-6 2022年各地区城乡居民基本医疗保险受益面情况

单位：万人次

地 区	享受待遇人次总数	普通门(急)诊就诊人次	门诊慢特病就诊人次	出院人次
全 国	215680.6	169950.7	29739.2	15990.7
北 京	2816.1	2746.4	30.6	39.2
天 津	1384.2	1154.1	181.9	48.2
河 北	6773.0	4329.3	1737.8	705.9
山 西	2526.6	1204.0	1039.7	282.9
内 蒙 古	952.2	479.3	263.9	209.0
辽 宁	2675.8	1983.7	407.5	284.5
吉 林	1221.9	539.1	487.3	195.5
黑 龙 江	1139.7	517.2	341.7	280.8
上 海	2437.2	2385.3	30.8	21.2
江 苏	24637.4	22388.9	1520.4	728.2
浙 江	23214.5	20220.0	2488.2	506.3
安 徽	9179.8	6435.3	1966.9	777.6
福 建	7634.9	5050.3	2196.1	388.5
江 西	10403.0	8245.1	1499.3	658.7
山 东	13444.6	10161.3	2113.4	1169.9
河 南	14799.3	11070.5	2334.0	1394.9
湖 北	9866.7	8132.5	940.8	793.4
湖 南	5254.2	3470.7	701.2	1082.4
广 东	13795.3	10533.2	2400.6	861.4
广 西	7217.7	5039.9	1301.9	875.9
海 南	1411.5	1258.8	93.4	59.3
重 庆	8930.4	7359.4	1086.7	484.4
四 川	9449.4	6542.7	1555.3	1351.5
贵 州	10564.2	9224.4	609.4	730.4
云 南	14569.2	12754.0	1018.8	796.4
西 藏	214.8	154.1	23.3	37.5
陕 西	2853.2	1866.4	489.4	497.5
甘 肃	2037.2	1363.8	353.7	319.7
青 海	528.6	404.9	56.3	67.5
宁 夏	1144.1	892.6	182.1	69.4
新 疆	2603.8	2043.6	287.4	272.8

1-3-7 全国城乡居民基本医疗保险实际人均筹资情况

单位：元

年 份	参保居民人均筹资水平	个人缴费	财政补助
2012	312	68	244
2013	359	78	281
2014	409	85	324
2015	515	112	403
2016	590	148	442
2017	605	166	439
2018	693	197	497
2019	781	235	546
2020	833	274	559
2021	889	304	585
2022	960	341	620

1-3-7 全国城乡居民基本医疗保险实际人均筹资情况

1-3-8 2022年各地区城乡居民基本医疗保险实际人均筹资情况

单位：元

地　区	参保居民人均筹资水平	成年人	中小学生和儿童	大学生
全　国	**960**	**972**	**930**	**901**
北　京	2785	4069	2030	2030
天　津	947	979	925	880
河　北	858	878	779	723
山　西	939	933	951	1273
内蒙古	991	992	987	971
辽　宁	845	851	819	875
吉　林	616	658	459	520
黑龙江	896	891	917	948
上　海	2735	5836	1924	578
江　苏	1123	1188	989	1062
浙　江	1583	1748	1370	412
安　徽	932	932	932	939
福　建	954	963	929	1019
江　西	926	926	922	960
山　东	955	991	865	873
河　南	905	912	883	1011
湖　北	904	915	868	904
湖　南	886	887	895	818
广　东	1012	1044	926	1281
广　西	859	855	870	882
海　南	923	921	928	923
重　庆	943	943	943	899
四　川	921	938	865	894
贵　州	924	924	922	923
云　南	918	926	889	981
西　藏	794	792	796	-
陕　西	958	1033	755	582
甘　肃	947	932	1008	900
青　海	1015	1015	1015	1021
宁　夏	927	930	921	-
新　疆	922	901	968	921

1-3-9 各地区城乡居民基本医疗保险医疗费支出情况

单位：亿元

地 区	医疗费合计	普通门(急)诊医疗费	门诊慢特病医疗费	住院医疗费
2021全国	**15107.2**	**1593.3**	**1200.9**	**12313.0**
2022全国	**16265.9**	**1736.7**	**1531.1**	**12998.2**
北 京	181.4	90.4	10.7	80.4
天 津	123.5	30.2	13.3	80.0
河 北	860.6	53.4	93.2	714.0
山 西	309.9	7.4	37.8	264.6
内 蒙 古	220.2	7.8	19.2	193.3
辽 宁	329.0	29.3	26.7	273.1
吉 林	267.0	6.5	34.7	225.7
黑 龙 江	326.4	9.4	27.8	289.2
上 海	124.9	70.4	1.6	52.8
江 苏	1033.4	211.5	75.9	746.0
浙 江	960.3	311.0	88.4	560.9
安 徽	832.7	50.2	114.1	668.4
福 建	527.9	75.3	72.2	380.4
江 西	649.7	74.1	75.7	500.0
山 东	1281.2	62.9	135.4	1082.9
河 南	1280.0	82.5	112.8	1084.6
湖 北	721.0	51.3	58.8	610.9
湖 南	818.4	37.5	52.3	728.7
广 东	1102.9	99.6	126.7	876.5
广 西	670.7	46.6	54.6	569.5
海 南	98.4	15.2	10.6	72.7
重 庆	427.5	77.0	28.1	322.4
四 川	1025.8	51.3	104.3	870.1
贵 州	480.1	62.8	35.6	381.8
云 南	577.2	68.2	51.0	458.0
西 藏	37.7	2.7	2.4	32.6
陕 西	448.7	18.7	26.7	403.3
甘 肃	236.2	12.8	17.4	206.0
青 海	64.8	7.0	3.3	54.5
宁 夏	63.1	3.3	7.0	52.8
新 疆	185.6	10.5	12.9	162.2

1-3-10 全国城乡居民基本医疗保险住院情况

年 份	住院医疗费支出分布情况(亿元)			次均住院费(元)	三级医疗机构	二级医疗机构	一级及以下(含未定级)医疗机构
	三级医疗机构	二级医疗机构	一级及以下(含未定级)医疗机构				
2018	-	-	-	6577	11369	5877	3145
2019	5935.2	4497.5	1590.8	7049	12350	6076	3281
2020	5854.6	4331.9	1400.3	7546	13533	6464	3237
2021	6575.1	4161.6	1576.4	8023	13942	6626	3623
2022	7452.7	4206.8	1338.6	8129	13898	6610	3139

1-3-10 续表

年 份	住院费用目录内基金支付比例(%)	次均住院床日(天)	三级医疗机构	二级医疗机构	一级及以下(含未定级)医疗机构
2018	65.6	9.3	-	-	-
2019	68.8	9.2	9.6	9.3	8.4
2020	70.0	9.2	9.6	9.4	8.4
2021	69.3	9.4	9.4	9.9	8.8
2022	68.3	9.2	8.7	9.9	8.8

1-3-11　各地区城乡居民基本医疗保险住院情况

地　区	住院医疗费支出分布情况(亿元)		
	三级医疗机构	二级医疗机构	一级及以下(含未定级)医疗机构
2021全国	6575.1	4161.6	1576.4
2022全国	7452.7	4206.8	1338.6
北　京	66.0	12.2	2.2
天　津	70.2	8.6	1.3
河　北	380.5	278.0	55.5
山　西	153.9	97.4	13.3
内蒙古	138.2	47.2	7.8
辽　宁	188.8	67.1	17.2
吉　林	131.4	65.2	29.1
黑龙江	197.1	73.8	18.3
上　海	18.8	27.9	6.1
江　苏	412.2	249.0	84.8
浙　江	378.8	134.7	47.4
安　徽	439.5	193.2	35.7
福　建	272.2	87.1	21.1
江　西	257.4	188.2	54.4
山　东	583.1	378.8	120.9
河　南	609.5	369.0	106.2
湖　北	337.0	209.5	64.3
湖　南	362.0	287.8	78.9
广　东	555.5	192.6	128.5
广　西	316.7	172.6	80.1
海　南	48.0	20.9	3.7
重　庆	105.9	160.1	56.4
四　川	524.4	212.4	133.3
贵　州	190.5	146.0	45.3
云　南	206.4	187.9	63.8
西　藏	22.0	4.6	6.1
陕　西	230.7	149.1	23.5
甘　肃	114.7	75.9	15.4
青　海	36.6	15.9	2.1
宁　夏	31.0	20.3	1.6
新　疆	74.0	74.0	14.2

1-3-11　续表 1

地　区	次均住院费（元）	三级医疗机构	二级医疗机构	一级及以下(含未定级)医疗机构	住院费用目录内基金支付比例（%）
2021全国	8023	13942	6626	3623	69.3
2022全国	8129	13898	6610	3139	68.3
北　京	20518	20893	18656	20814	71.1
天　津	16605	18115	11541	6308	74.2
河　北	10114	19308	7558	3934	70.8
山　西	9352	14878	6907	3456	63.8
内蒙古	9248	12651	6283	3183	66.8
辽　宁	9598	13428	6972	3608	67.1
吉　林	11546	15846	8514	8091	69.2
黑龙江	10298	14722	6920	4546	67.1
上　海	24910	26257	22709	34705	76.3
江　苏	10245	15235	9362	4426	73.4
浙　江	11079	12731	8530	9324	69.9
安　徽	8596	13024	6166	2819	70.0
福　建	9792	13727	6818	3377	63.0
江　西	7590	14814	6373	2867	70.8
山　东	9256	14659	8056	4006	65.9
河　南	7776	13955	6006	3088	64.0
湖　北	7700	14446	6744	2579	67.1
湖　南	6732	14928	6052	2165	64.0
广　东	10175	14915	7841	5278	66.5
广　西	6501	11976	5832	2540	71.9
海　南	12260	15889	9253	5776	84.4
重　庆	6656	15803	7963	2609	65.3
四　川	6438	10705	6001	2625	65.3
贵　州	5227	11568	4771	1745	74.3
云　南	5751	12319	4958	2552	72.0
西　藏	8700	11402	4725	7095	79.0
陕　西	8107	15392	5693	2745	69.4
甘　肃	6442	12236	4765	2303	71.3
青　海	8076	14395	5062	1920	72.1
宁　夏	7610	12165	5296	2745	74.9
新　疆	5946	12367	5334	1912	76.3

1-3-11　续表 2

地　区	次均住院床日 (天)	三级医疗机构	二级医疗机构	一级及以下(含未定级)医疗机构
2021全国	**9.4**	**9.4**	**9.9**	**8.8**
2022全国	**9.2**	**8.7**	**9.9**	**8.8**
北　京	10.4	8.0	19.6	26.1
天　津	8.3	7.0	13.3	16.5
河　北	9.3	9.2	9.1	9.9
山　西	11.3	11.7	11.0	11.2
内蒙古	8.2	8.1	8.4	8.4
辽　宁	10.2	8.5	10.9	13.6
吉　林	11.0	9.5	12.5	11.1
黑龙江	9.7	9.7	9.7	9.5
上　海	17.3	6.4	16.7	65.7
江　苏	9.3	8.5	9.7	9.9
浙　江	9.2	7.3	9.9	18.1
安　徽	8.2	8.1	8.5	7.9
福　建	11.3	8.1	15.7	12.7
江　西	8.6	8.7	8.9	8.2
山　东	9.3	8.5	9.8	9.4
河　南	9.4	9.3	9.2	9.8
湖　北	9.0	8.7	10.1	7.9
湖　南	8.8	8.6	10.1	7.3
广　东	8.3	6.8	9.6	9.3
广　西	8.1	8.1	9.4	6.9
海　南	9.0	8.8	10.0	6.7
重　庆	9.9	10.3	11.7	8.0
四　川	10.3	9.9	12.4	9.2
贵　州	8.6	8.7	9.8	7.1
云　南	8.2	9.5	8.3	7.2
西　藏	9.0	9.6	7.4	9.5
陕　西	9.5	9.0	9.7	9.5
甘　肃	8.3	8.8	8.3	7.6
青　海	9.4	10.3	9.3	7.8
宁　夏	8.2	7.5	8.4	9.4
新　疆	8.7	8.5	9.4	7.7

1-3-12　全国城乡居民基本医疗保险异地就医待遇享受情况

年　份	异地就医人数 （万人）	异地就医人次 （万人次）	普通门(急)诊人次	门诊慢特病人次	出院人次
2012	140.9	281.1	70.1	45.9	165.1
2013	317.8	596.9	292.6	44.5	259.8
2014	461.4	858.1	457.7	80.0	320.5
2015	609.0	1223.0	685.0	146.0	392.0
2016	783.4	1645.0	959.7	136.0	549.4
2017	1130.1	3391.1	1272.5	237.5	1881.1
2018	1238.8	2876.4	1161.2	355.1	1360.1
2019	1652.5	5417.6	2840.9	629.0	1947.7
2020	1260.4	3407.4	1460.4	411.9	1535.1
2021	1530.6	4317.7	2078.1	612.7	1626.8
2022	1696.5	3751.0	1405.2	599.7	1746.1

1-3-13 2022年各地区城乡居民基本医疗保险异地就医待遇享受情况

地 区	异地就医人数（万人）	异地就医人次（万人次）	省 外	普通门(急)诊人次（万人次）	门诊慢特病人次（万人次）	出院人次（万人次）
全 国	1696.5	3751.0	1010.3	1405.2	599.7	1746.1
北 京	0.5	1.9	1.9	1.1	0.1	0.7
天 津	2.1	7.8	7.8	5.7	0.1	2.0
河 北	73.2	232.5	90.7	99.3	63.0	70.2
山 西	43.0	52.6	12.0	0.0	5.3	47.3
内蒙古	32.1	57.0	36.5	14.8	4.4	37.9
辽 宁	23.0	39.9	14.0	14.6	0.8	24.6
吉 林	16.9	32.8	13.2	5.7	2.5	24.6
黑龙江	40.3	67.0	30.2	8.5	4.6	53.8
上 海	1.3	6.4	6.4	6.1	0.0	0.3
江 苏	59.3	295.4	97.9	177.7	57.6	60.1
浙 江	175.1	547.1	31.3	458.1	36.0	53.1
安 徽	123.9	226.2	129.5	45.2	37.2	143.8
福 建	98.7	340.7	24.9	234.8	48.8	57.1
江 西	64.3	146.2	69.7	40.3	24.8	81.1
山 东	74.7	178.0	50.4	45.5	34.0	98.5
河 南	178.9	200.3	45.1	0.5	24.0	175.8
湖 北	60.8	95.7	39.9	18.7	4.1	72.9
湖 南	92.6	130.4	49.2	15.2	4.9	110.3
广 东	89.8	204.2	11.9	22.6	55.2	126.4
广 西	69.0	138.6	23.6	28.0	33.7	76.9
海 南	1.5	3.3	3.3	0.7	0.5	2.2
重 庆	12.6	16.7	16.7	0.0	0.8	16.0
四 川	127.8	236.7	101.7	64.2	41.1	131.4
贵 州	54.3	88.6	32.7	1.1	21.0	66.5
云 南	61.5	121.2	17.5	1.4	50.8	69.0
西 藏	12.9	27.8	2.5	12.3	7.3	8.2
陕 西	38.4	78.1	11.1	14.1	11.4	52.6
甘 肃	33.7	91.0	22.9	44.8	7.2	39.0
青 海	14.3	50.4	4.4	16.3	12.8	21.3
宁 夏	1.8	3.7	3.7	1.5	0.2	2.0
新 疆	18.4	32.9	7.8	6.5	5.9	20.5

注：部分数据实际值过小，因四舍五入的原因造成数据统计值为0.0。

1-3-14 全国城乡居民基本医疗保险异地就医费用情况

年　份	异地就医总费用(亿元)	省外	普通门(急)诊费用(亿元)	门诊慢特病费用(亿元)	住院费用(亿元)	次均费用(元)		
						普通门(急)诊	门　诊慢特病	住院
2012	199.5	49.5	-	-	-	435	1274	11547
2013	317.8	72.6	-	-	-	119	1254	11879
2014	418.1	90.5	-	-	-	151	1119	12553
2015	553.0	119.0	-	-	-	135	972	13495
2016	765.1	189.0	-	-	-	116	1177	13433
2017	1604.9	398.6	-	-	-	94	1202	8316
2018	1965.1	501.8	-	-	-	142	1193	14016
2019	3021.9	800.7	32.1	90.2	2899.6	113	1435	14887
2020	2622.6	687.8	23.3	94.0	2505.3	160	2281	16320
2021	2985.0	826.0	44.0	96.5	2844.6	212	1575	17485
2022	3285.4	1079.8	43.3	133.1	3109.1	308	2219	17806

1-3-15 2022年各地区城乡居民基本医疗保险异地就医费用情况

地 区	异地就医总费用 (亿元)	省外	普通门(急)诊费用 (亿元)	门诊慢特病费用 (亿元)	住院费用 (亿元)
全 国	3285.4	1079.8	43.3	133.1	3109.1
北 京	1.0	1.0	0.1	0.0	0.9
天 津	3.8	3.8	0.2	0.1	3.6
河 北	169.4	102.5	2.5	8.4	158.5
山 西	91.4	29.4	0.0	2.4	89.0
内 蒙 古	73.2	52.4	0.6	1.9	70.7
辽 宁	57.4	16.8	0.4	0.5	56.5
吉 林	56.7	16.6	0.1	1.4	55.1
黑 龙 江	104.3	41.0	0.3	2.7	101.3
上 海	0.6	0.6	0.2	0.0	0.4
江 苏	139.5	52.2	4.0	3.4	132.1
浙 江	114.9	29.9	13.6	5.6	95.7
安 徽	274.1	153.7	2.4	15.5	256.3
福 建	114.1	27.4	7.6	6.4	100.2
江 西	154.6	67.9	0.8	9.4	144.4
山 东	201.3	53.6	1.1	5.3	194.9
河 南	349.3	80.8	0.0	9.1	340.2
湖 北	149.7	37.1	0.9	2.5	146.3
湖 南	204.4	62.0	3.4	3.3	197.7
广 东	249.2	11.9	0.5	14.4	234.3
广 西	99.0	19.7	0.5	4.7	93.8
海 南	5.6	5.6	0.2	0.2	5.3
重 庆	21.1	21.1	0.0	0.3	20.9
四 川	195.9	70.3	1.4	13.2	181.3
贵 州	103.9	41.1	0.2	7.8	96.0
云 南	101.2	21.2	0.1	7.4	93.8
西 藏	13.4	4.0	0.5	1.4	11.5
陕 西	96.4	15.5	0.5	2.2	93.6
甘 肃	64.3	24.4	0.6	2.0	61.7
青 海	32.8	4.7	0.5	1.2	31.1
宁 夏	4.6	4.6	0.0	0.1	4.5
新 疆	38.5	7.1	0.3	0.6	37.6

注：部分数据实际值过小，因四舍五入的原因造成数据统计值为0.0。

1-3-15 续表

地 区	次均费用(元)		
	普通门(急)诊	门诊慢特病	住院
全 国	**308**	**2219**	**17806**
北 京	849	1032	11695
天 津	260	4678	17733
河 北	254	1328	22578
山 西	-	4517	18824
内蒙古	382	4390	18682
辽 宁	278	6026	23018
吉 林	253	5454	22410
黑龙江	296	5853	18838
上 海	285	-	13956
江 苏	225	593	21989
浙 江	298	1565	18029
安 徽	524	4172	17820
福 建	324	1302	17534
江 西	194	3778	17806
山 东	246	1549	19780
河 南	149	3780	19349
湖 北	469	6076	20076
湖 南	2243	6803	17919
广 东	240	2602	18533
广 西	169	1396	12199
海 南	2272	4084	24210
重 庆	6256	3490	13069
四 川	211	3210	13802
贵 州	1341	3699	14431
云 南	351	1457	13587
西 藏	395	1852	14098
陕 西	375	1956	17782
甘 肃	143	2723	15802
青 海	278	944	14632
宁 夏	211	8166	22273
新 疆	418	1048	18316

1-3-16 2004-2015年新型农村合作医疗制度运行情况

年　份	参合县(市、区)数(个)	参合人口(亿人)	参合率(%)	补偿人次(亿人次)			
				住院补偿	门诊补偿	体检及其他	合计
2004	333	0.8	75.2	0.0	0.7	0.1	0.8
2005	678	1.8	75.7	0.1	1.0	0.2	1.2
2006	1451	4.1	80.7	0.2	1.9	0.6	2.7
2007	2451	7.3	86.2	0.4	3.5	0.6	4.5
2008	2729	8.2	91.5	0.5	4.9	0.5	5.9
2009	2716	8.3	94.2	0.6	6.7	0.3	7.6
2010	2678	8.4	96.0	0.7	9.9	0.3	10.9
2011	2637	8.3	97.5	0.7	11.7	0.8	13.2
2012	2566	8.1	98.3	0.8	15.4	1.2	17.5
2013	2489	8.0	98.7	0.9	16.7	1.8	19.4
2014	-	7.4	98.9	0.9	13.7	1.9	16.5
2015	-	6.7	98.8	0.9	13.2	2.4	16.5

1-3-17 2003-2015年新型农村合作医疗制度人均筹资情况

单位: 元

年　份	政策性筹资标准			实际筹资
	个人缴费	财政补助合计	合计	
2003	10	20	30	-
2004	10	20	30	50
2005	10	20	30	42
2006	10	40	50	52
2007	10	40	50	59
2008	20	80	100	96
2009	20	80	100	96
2010	30	120	150	156
2011	50	200	250	246
2012	50~60	240	290~300	308
2013	60~70	280	340~350	370
2014	90	320	410	411
2015	120	380	500	490

1-3-18　2004-2015年新型农村合作医疗制度基金收支情况

单位: 亿元

年 份	基金收入					
	中央财政	地方财政	农民个人	医疗救助	其他	合计
2004	6.7	15.6	12.3	0.2	5.7	40.3
2005	5.4	36.9	28.7	0.5	4.3	75.4
2006	42.7	107.8	58.0	1.9	5.1	213.6
2007	113.5	212.4	95.8	3.2	6.3	428.0
2008	247.0	408.7	120.7	5.5	8.2	784.6
2009	269.6	472.0	194.2	9.7	8.6	944.4
2010	399.0	654.5	243.9	15.0	10.9	1308.3
2011	772.0	955.8	282.5	19.2	18.2	2047.6
2012	973.5	1040.3	415.2	22.2	33.6	2484.7
2013	1232.7	1166.2	501.4	36.4	35.9	2972.5
2014	1377.1	1076.1	498.1	37.1	36.9	3025.3
2015	1501.0	1122.0	592.0	41.0	30.0	3287.0

1-3-18　续表

年 份	基金支出(亿元)				当年基金使用率 (%)
	住院	门诊	体检及其他	合计	
2004	17.6	7.0	1.8	26.4	65.5
2005	47.9	12.6	1.3	61.8	82.0
2006	122.9	26.0	6.9	155.8	73.0
2007	281.1	51.9	13.6	346.6	81.0
2008	545.0	79.7	37.6	662.3	84.4
2009	762.5	121.8	38.6	922.9	97.7
2010	955.8	175.1	57.0	1187.8	90.8
2011	1332.0	238.2	140.0	1710.2	83.5
2012	1928.1	336.5	143.4	2408.0	96.9
2013	2324.2	384.6	200.3	2909.2	97.9
2014	2294.0	354.8	241.6	2890.4	95.5
2015	2301.0	360.0	332.0	2993.0	91.0

2

生育保险篇

简要说明

一、本章主要介绍全国及 31 个省、自治区、直辖市生育保险情况。主要包括参保构成情况、生育保险待遇情况等。

二、本章数据主要来源于医疗保障统计报表和基金财务报表。

主要指标解释

参保人数 指报告期末参加生育保险的人数。

享受待遇人次数 指报告期内按规定享受生育保险待遇的人次数。

生育津贴 指报告期内参加生育保险人员按规定享受津贴的金额。包括参保女职工生育津贴和参保人员计划生育津贴。

2-1-1　全国生育保险参保构成情况

单位：万人

年　份	年末参保人数	单位类型构成			
		企业人数	事业单位人数	机关人数	其他人数
2001	3455.0	-	-	-	-
2002	3488.0	-	-	-	-
2003	3655.0	-	-	-	-
2004	4384.0	-	-	-	-
2005	5408.0	-	-	-	-
2006	6459.0	-	-	-	-
2007	7775.0	-	-	-	-
2008	9254.0	-	-	-	-
2009	10876.0	-	-	-	-
2010	12336.0	-	-	-	-
2011	13892.0	-	-	-	-
2012	15428.7	-	-	-	-
2013	16392.0	-	-	-	-
2014	17038.7	-	-	-	-
2015	17771.0	-	-	-	-
2016	18451.0	14720.0	2347.0	936.0	448.0
2017	19300.2	15434.4	2466.2	937.2	462.4
2018	20434.1	16404.1	2549.5	962.8	517.7
2019	21417.3	17235.3	2589.1	1007.6	585.3
2020	23567.3	18392.7	3061.7	1210.1	902.8
2021	23751.7	18424.7	3096.2	1238.8	992.0
2022	24621.5	18788.9	3130.1	1260.8	1441.7

2-1-2　2022年各地区生育保险参保构成情况

单位：万人

地　区	年末参保人数	单位类型构成			
		企业人数	事业单位人数	机关人数	其他人数
全　国	**24621.5**	**18788.9**	**3130.1**	**1260.8**	**1441.7**
北　京	1082.7	981.2	80.5	21.0	0.0
天　津	365.2	317.5	35.7	12.1	0.0
河　北	882.4	597.5	157.7	80.9	46.3
山　西	480.2	352.8	94.7	32.7	0.0
内蒙古	343.3	217.1	93.8	31.7	0.7
辽　宁	693.1	580.6	83.7	25.3	3.5
吉　林	335.6	234.3	79.4	22.0	0.0
黑龙江	390.1	269.1	86.2	34.9	0.0
上　海	1087.8	969.0	53.9	14.7	50.3
江　苏	2156.4	1922.5	170.3	59.6	4.0
浙　江	2186.5	1697.0	131.6	57.7	300.2
安　徽	757.1	555.3	115.2	54.2	32.5
福　建	741.8	628.3	83.1	30.4	0.0
江　西	405.9	254.8	90.3	48.7	12.1
山　东	1646.9	1338.6	195.5	53.5	59.3
河　南	922.6	615.6	233.2	64.6	9.3
湖　北	748.0	575.8	128.4	43.5	0.2
湖　南	723.6	450.1	146.6	59.4	67.5
广　东	4062.0	2989.5	170.7	102.2	799.6
广　西	508.3	320.7	147.2	40.4	0.0
海　南	182.3	133.5	24.9	10.9	13.0
重　庆	547.9	452.6	68.5	26.8	0.0
四　川	1216.8	940.0	186.4	88.9	1.4
贵　州	348.6	203.7	84.3	42.7	17.9
云　南	406.3	262.9	89.3	45.2	9.0
西　藏	42.4	16.5	10.5	15.4	0.0
陕　西	496.1	374.0	76.7	35.3	10.2
甘　肃	256.9	144.2	75.5	34.7	2.5
青　海	71.3	42.8	18.2	9.6	0.8
宁　夏	114.1	82.9	21.4	9.8	0.0
新　疆	419.4	268.8	97.0	52.2	1.4

注：部分数据实际值过小，因四舍五入的原因造成数据统计值为0.0。

2-1-3 2018-2022年生育保险待遇情况

年 份	享受生育保险待遇人次 （万人次）	生育医疗费待遇支出 （亿元）	生育津贴 （亿元）
2018	1089.0	-	-
2019	1136.4	201.9	701.1
2020	1166.9	230.3	710.4
2021	1320.5	247.9	651.2
2022	1768.9	299.4	761.9

2-1-4 2022年各地区生育保险待遇情况

地 区	享受生育保险待遇人次 （万人次）	生育医疗费 （亿元）	生育津贴 （亿元）
全 国	1768.9	299.4	761.9
北 京	49.1	23.3	72.1
天 津	21.7	6.7	14.1
河 北	28.3	8.9	24.7
山 西	29.7	6.0	6.7
内蒙古	13.9	1.8	7.3
辽 宁	33.9	4.4	23.3
吉 林	22.2	2.9	6.7
黑龙江	19.1	3.7	4.3
上 海	27.6	4.1	83.3
江 苏	116.3	20.0	70.1
浙 江	185.1	25.1	51.7
安 徽	42.3	8.6	19.4
福 建	31.2	5.2	24.0
江 西	21.0	6.0	10.7
山 东	84.6	17.8	43.5
河 南	37.9	12.7	31.4
湖 北	50.8	5.9	18.4
湖 南	38.5	8.2	19.6
广 东	664.0	66.1	104.6
广 西	24.8	8.3	10.6
海 南	10.8	3.0	3.5
重 庆	44.7	3.5	15.4
四 川	43.7	18.6	28.7
贵 州	45.0	7.5	11.8
云 南	20.8	5.6	16.7
西 藏	2.6	0.8	2.8
陕 西	23.7	7.4	10.1
甘 肃	7.0	1.5	5.7
青 海	7.6	1.0	2.1
宁 夏	5.7	0.7	4.5
新 疆	15.8	3.7	14.1

3

医疗救助篇

简要说明

一、本章主要介绍全国及 31 个省、自治区、直辖市医疗救助情况。主要包括救助总金额、资助参保资金数、住院救助资金数、门诊救助资金数、救助总人次数、资助参保人数、住院救助人次数、门诊救助人次数、其他有关部门实施医疗救助人次数及支出资金数等。

二、本章数据主要来源于医疗保障统计报表、民政部协助提供统计数据等。

主要指标解释

救助总金额　指在报告期内各地通过医疗救助实施救助的支出总金额。

医疗救助资助参加基本医疗保险资金数　指在报告期内通过医疗救助资助救助对象参加城乡居民基本医疗保险的资金支出数。

住院救助资金数　指在报告期内按规定实施住院救助的资金支出数。

重点救助对象救助资金数（住院）　指在报告期内对特困人员、城乡低保对象实施住院救助的资金支出数。

重特大疾病医疗救助资金数（住院）　指在报告期内对救助对象实施重特大疾病住院救助的资金支出数。

门诊救助资金数　指在报告期内按规定实施门诊救助的资金支出数。

重点救助对象救助资金数（门诊）　指在报告期内对特困人员、城乡低保对象实施门诊救助的资金支出数。

重特大疾病医疗救助资金数（门诊）　指在报告期内对救助对象实施重特大疾病门诊救助的资金支出数。

其他有关部门资助参加基本医疗保险资金数　指在报告期内其他部门实施的资助困难群众参加城乡居民基本医疗保险的资金支出数。

其他有关部门实施直接救助资金数　指在报告期内其他部门实施的门诊救助和住院救助资金支出数。

救助总人次数　指在报告期内各地通过医疗救助实施救助人次数。

医疗救助资助参加基本医疗保险人数　指在报告期内各地通过医疗救助资金资助救助对象参加城乡居民基本医疗保险的人数。

资助重点救助对象人数　指在报告期内资助特困人员、城乡低保对象参加城乡居民基本医疗保险的人数。

住院救助人次数　指在报告期内按规定实施住院救助的总人次数。

重点救助对象人次数（住院）　指在报告期内获得住院救助的特困人员和城乡低保对象人次数。

重特大疾病医疗救助人次数（住院）　指在报告期内对救助对象实施重特大疾病住院救助的人次数。

门诊救助人次数　指在报告期内按规定实施门诊救助的总人次数。

重点救助对象人次数（门诊）　指在报告期内获得门诊救助的特困人员和城乡低保对象人次数。

重特大疾病医疗救助人次数（门诊）　指在报告期内对救助对象实施重特大疾病门诊救助的人次数。

其他有关部门资助参加基本医疗保险人数　指在报告期内其他有关部门资助参加基本医疗保险人数。

其他有关部门实施直接救助人次数　指在报告期内其他部门实施直接救助人次数。

3-1-1   2010-2022年医疗救助资金使用情况

单位：万元

年　份	救助总金额	医疗救助资助参加基本医疗保险资金数	住院救助资金数	门诊救助资金数	其他有关部门资助参加基本医疗保险资金数	其他有关部门实施直接救助资金数
2010	1577623	-	-	-	-	-
2011	2162502	-	-	-	-	-
2012	2306113	-	1435332	227808	-	-
2013	2574119	-	1572558	232039	-	-
2014	2839872	-	1801586	239709	-	-
2015	3036690	394921	1908143	237572	71529	222106
2016	3323311	467758	2042239	285219	72446	165572
2017	3761500	597713	2363847	297043	142011	234363
2018	4246277	1026749	2644317	325920	156240	93052
2019	5022489	1348499	2930056	412276	240586	91073
2020	5398622	1579277	2971834	500598	293925	52988
2021	6198348	1850927	3254800	625692	425442	41487
2022	6260778	1809499	3241730	768701	428168	12680

3-1-2 各地区医疗救助资金使用情况

单位: 万元

地 区	救 助总金额	医疗救助资助参加基本医疗保险资金数	资助重点救助对象参加基本医疗保险资金数	住院救助资 金 数	重点救助对象救助资金数	重特大疾病医疗救助资金数
2021全国	6198348	1850927	987172	3254800	1947793	912104
2022全国	6260778	1809499	999127	3241730	2302745	1005656
北 京	37811	4131	3928	23452	21463	12591
天 津	30363	5064	4560	15489	14264	5749
河 北	248338	97357	37570	110338	44198	3106
山 西	92370	41260	30077	47092	26999	4919
内 蒙 古	117675	22572	14772	77984	69608	18517
辽 宁	127939	42936	33118	65278	50228	12584
吉 林	84474	29364	20065	43197	36659	8646
黑 龙 江	161005	44317	33685	92594	69480	27306
上 海	63680	7672	5962	32864	19567	0
江 苏	467303	135048	49354	205977	99498	61410
浙 江	224584	42589	24977	85715	67181	51351
安 徽	357047	71779	65929	186326	176162	77142
福 建	188009	36748	15110	78884	41989	0
江 西	226943	4031	3671	156621	130802	57878
山 东	314362	58619	42143	138361	114740	45963
河 南	303810	86279	65014	198479	175827	68045
湖 北	311762	88507	57917	160241	125355	39668
湖 南	267494	64294	37685	167133	118058	77327
广 东	352869	88556	53513	200456	115306	84218
广 西	297324	63901	52045	190132	174385	158252
海 南	30773	7263	5917	13274	9451	886
重 庆	124476	40932	27627	47380	34890	5844
四 川	506592	199814	116443	228503	201198	46792
贵 州	320508	131046	36416	146753	104801	49918
云 南	371449	158158	31025	174987	63450	15176
西 藏	16632	6458	3048	9008	1969	1369
陕 西	85177	13812	4786	65199	31056	15141
甘 肃	241053	90102	46286	137161	69698	17456
青 海	42175	6949	6030	33785	31393	5039
宁 夏	55038	27378	11463	19002	15904	10186
新 疆	191742	92564	58991	90066	47169	23177

3-1-2　续表

单位：万元

地　区	门诊救助 资金数	重点救助对象 救助资金数	重特大疾病医疗 救助资金数	其他有关部门 资助参加基本 医疗保险资金数	其他有关部门 实施直接救助 资金数
2021全国	625692	412732	162946	425442	41487
2022全国	768701	587587	196806	428168	12680
北　京	10228	10228	0	0	0
天　津	9810	9003	3485	0	0
河　北	33883	11889	3870	6761	0
山　西	2998	1914	410	976	43
内蒙古	14661	13639	4792	2320	138
辽　宁	16815	12127	4928	2910	0
吉　林	11913	10256	8690	0	0
黑龙江	15990	13752	3575	8105	0
上　海	23144	15594	0	0	0
江　苏	122558	73277	23147	2128	1592
浙　江	75171	59946	15551	21085	24
安　徽	84265	78919	22498	14676	0
福　建	27046	15345	0	45332	0
江　西	35925	29489	10157	29991	375
山　东	32274	29273	13454	83753	1355
河　南	13157	12551	9923	5473	421
湖　北	27429	21057	8890	30748	4837
湖　南	20010	13566	4452	15981	76
广　东	60792	49337	15769	2941	124
广　西	33001	32319	19768	10289	0
海　南	4005	3273	166	6044	188
重　庆	3604	3085	252	32560	0
四　川	25803	23626	10627	51903	570
贵　州	12070	9238	4706	28031	2608
云　南	17583	12765	267	20722	0
西　藏	1166	679	143	0	0
陕　西	4717	3087	993	1271	178
甘　肃	9620	5573	2358	4079	91
青　海	1441	1441	0	0	0
宁　夏	8657	7678	0	0	0
新　疆	8963	3661	3936	90	59

3-2-1　全国医疗救助受益人数情况

年　份	救助总人次 （万人次）	医疗救助资助参加 基本医疗保险人数 （万人）	重点救助 对象人数	住院救助人次数 （万人次）	重点救助 对象人次数	重特大疾病医疗 救助人次数
2018	13294.7	6692.3	3626.1	2297.7	1281.4	293.9
2019	16036.9	7538.4	4006.5	2608.7	1551.4	401.8
2020	18241.2	8309.4	4303.3	2848.6	1766.1	526.0
2021	20934.4	8810.0	4612.8	3031.4	1897.0	601.3
2022	21642.4	8186.4	4359.2	2644.1	1954.3	603.0

3-2-1　续表

年　份	门诊救助人次数 （万人次）	重点救助 对象人次数	重特大疾病医疗 救助人次数	其他有关部门资助参加 基本医疗保险人数 （万人）	其他有关部门实施 直接救助人次数 （万人次）
2018	3063.3	1646.5	589.1	981.6	259.8
2019	4441.6	2424.4	632.2	1212.4	235.9
2020	5514.5	3481.8	937.3	1354.8	214.0
2021	7094.5	4448.2	1196.3	1828.9	169.6
2022	9184.5	6509.0	1496.6	1591.0	36.4

4

医保管理篇

简要说明

一、本章主要介绍全国及 31 个省、自治区、直辖市全国医保定点医疗机构和定点零售药店情况、基本医疗保险药品目录调整情况、药品和耗材集中采购情况、基金监管检查情况。主要包括：定点医疗机构数、定点零售药店数、药品目录、监管定点医疗机构数、国家组织药品集中采购品种数、省级医药集中采购平台药品网采情况、药品价格和招采信用评价情况、查处违法违规参保人数、查处定点医药机构数量、追回资金金额等。

二、本章数据来源于医疗保障统计报表、国家医保局局内相关单位提供的数据。

三、制度建立变迁和统计口径调整

1.2020 年 7 月，国务院印发《关于推进医疗保障基金监管制度体系改革的指导意见》（国发〔2020〕20号），推进医保基金监管制度体系改革。

2.2021 年 1 月，经国务院同意，印发《医疗保障基金使用监督管理条例》（国务院令第 735 号），是我国医疗保障领域的第一部"条例"，标志着我国医疗保障基金使用的监督管理有了法律规范，对医疗保障法治化建设具有里程碑意义。

3.2021 年 1 月，国务院印发《关于推动药品集中带量采购工作常态化制度化开展的意见》（国发〔2021〕2 号），推动药品集中带量采购工作常态化制度化开展。

4.2022 年 1 月，国家医保局印发《医疗保障基金使用监督管理举报处理暂行办法》（第 5 号），规范医疗保障基金使用监督管理举报处理工作，确保及时、有效处理举报，切实维护医疗保障基金安全，保护自然人、法人或者其他组织合法权益。

5.2022 年 4 月，国家医保局出台《关于印发<医疗保障基金智能审核和监控知识库、规则库管理办法（试行）>的通知》（医保发〔2022〕12 号），提升监管效能，促进基金有效使用。

主要指标解释

检查处理定点医药机构数　指报告期内医保部门行政监管和经办核查医疗保障定点医疗机构、定点零售药店的总数量。

4-1-1 2018-2022年全国医保定点医疗机构和定点零售药店情况

单位: 万家

年 份	定点医疗机构	非公立医疗机构	定点零售药店
2018	19.3	6.2	34.1
2019	19.9	6.6	38.9
2020	38.2	15.7	39.4
2021	43.7	18.2	42.3
2022	49.5	18.9	45.7

注: 2019年城镇居民基本医疗保险和新型农村合作医疗整合, 原新型农村合作医疗定点医疗机构纳入了基本医疗保险定点范围。

4-2-1 2016-2022年基本医疗保险药品目录调整情况

单位: 种

年 份	数量(不含中药饮片)	西药	中成药	协议期内谈判药	中药饮片
2016	2196	1164	1032	-	-
2017	2571	1297	1238	36	-
2018	2588	1297	1238	53	-
2019	2709	1279	1316	114	892
2020	2800	1264	1315	221	892
2021	2860	1273	1312	275	892
2022	2967	1586	1381	346	892

注: 协议期内谈判药按通用名计算, 西药和中成药部分涵盖合并剂型情况。
　　近年来, 国家医保药品目录坚持每年调整一次。当年调整完成后, 新版目录一般于次年初开始实施。

4-2-2　全国支付方式改革进入实际付费阶段统筹区情况

单位：个

年　份	按疾病诊断相关分组(DRG)付费统筹区数量	区域点数法和按病种分值(DIP)付费统筹区数量
2020	16	3
2021	57	68
2022	37	27
合计	110	98

注：2022年全国支付方式改革进入实际付费阶段统筹区共206个，其中按DRG付费统筹区108个，DIP付费统筹区96个，DRG、DIP同时开展实际付费的统筹区2个。

4-2-3　2018-2022年国家组织药品集中带量采购情况

单位：种

年　份	品种数
2018	25
2019	
2020	87
2021	122
2022	60
合计	294

4-2-4　2020-2022年全国省级医药集中采购平台药品网采情况

年　份	药品网采订单总金额(亿元)			医保目录内药品网采订单	
		西药(化学及生物制品)金额	中成药金额	金额(亿元)	占订单总金额的比例(%)
2020	9312	7521	1791	8052	86.5
2021	10340	8315	2025	8259	79.9
2022	10856	8810	2046	9286	85.5

4-2-5 2020-2022年全国医药价格和招采信用评价情况

年 份	通报全国医药商业贿赂案源(批)	各省评级为"失信"的医药企业数量(个)
2020	1	0
2021	3	14
2022	4	179

注：第二列数据为累计数。

4-3-1 2018-2022年全国医保违法违规查处总体情况

年 份	检查处理定点医药机构数(家)	机构追回金额(万元)	查处违法违规人员(人)	人员追回金额(万元)
2018	66250	96784.0	24192	3995.0
2019	263995	1139298.2	33072	16333.8
2020	400688	2217785.6	26098	12867.3
2021	414085	2046739.6	45704	16183.3
2022	397721	1862399.6	43976	21702.7

4-3-2　2022年各地区医保违法违规查处情况

地　区	检查处理定点医药机构数（家）	机构追回金额（万元）	查处违法违规人员（人）	人员追回金额（万元）
全　国	**397721**	**1862399.6**	**43976**	**21702.7**
北　京	2160	112601.0	858	791.0
天　津	2111	17129.4	1568	1773.2
河　北	25617	49504.8	2102	399.9
山　西	28069	35982.7	1131	466.6
内蒙古	7966	21498.2	28	28.7
辽　宁	17097	70326.6	248	29.7
吉　林	6351	20705.9	7	4.3
黑龙江	6935	58828.4	154	32.6
上　海	2601	71435.0	2822	608.0
江　苏	21491	131944.7	3825	2763.1
浙　江	5421	74783.2	3591	1582.6
安　徽	12528	75496.8	2763	659.7
福　建	12340	84599.1	730	1318.2
江　西	28311	121819.4	3661	1169.4
山　东	38228	79466.5	3564	629.6
河　南	18505	62732.0	1879	412.6
湖　北	19316	100213.8	2699	636.0
湖　南	8381	50000.5	124	177.3
广　东	16852	155849.5	833	171.4
广　西	8192	63861.8	299	72.1
海　南	600	30255.4	10	20.0
重　庆	12589	41918.9	540	1137.7
四　川	53949	157468.5	7095	5400.0
贵　州	9945	39056.5	256	114.2
云　南	11570	61806.4	604	403.4
西　藏	339	4875.2	16	16.1
陕　西	6134	18707.2	388	169.2
甘　肃	6058	9471.5	534	80.5
青　海	689	6529.6	380	317.0
宁　夏	1261	6996.5	21	83.5
新　疆	6115	26534.8	1246	235.1

5

商业健康保险篇

简要说明

一、本章主要介绍全国商业健康保险的情况。主要包括商业健康保险保费收入、理赔支出等。

二、本章数据来源于国家金融监督管理总局协助提供的统计数据。

主要指标解释

保费收入 指商业健康保险投保人为取得保险人在约定范围内所承担赔偿责任而支付给保险人的费用。

理赔支出 指商业健康保险保险人根据保险合同的规定，向被保险人支付的赔偿保险责任损失的金额。

5-1-1　2007-2022年全国商业健康保险情况

年　份	开展保险机构数 （个）	保费收入 （亿元）	理赔支出 （亿元）
2007	62	384	117
2008	81	586	175
2009	89	574	217
2010	94	574	232
2011	97	692	360
2012	108	863	298
2013	115	1123	411
2014	117	1587	571
2015	126	2410	763
2016	137	4042	1001
2017	149	4389	1295
2018	156	5448	1744
2019	157	7066	2351
2020	158	8173	2921
2021	157	8755	4085
2022	158	8946	3652

6

医疗互助篇

简要说明

一、本章主要介绍全国职工医疗互助的情况。主要包括：参保人次、受益人次、互助金收入、互助金支出、次均赔付金额等。

二、本章数据来源于全国总工会协助提供的统计数据。

主要指标解释

参保人次 指报告期内参加医疗互助人次。

受益人次 指报告期内享受医疗互助政策人次。

6-1-1　2015-2022年职工医疗互助收支情况

单位：万元

年　份	互助金收入	互助金支出
2015	64760	33637
2016	67211	40830
2017	78667	45132
2018	90280	54071
2019	102045	65133
2020	118777	70179
2021	140194	96157
2022	160008	99543

注：相关数据统计口径为中国职工保险互助会(中互会)职工医疗互助业务统筹区域。

6-1-2 2022年职工互助保障活动参保受益及互助金收支情况

地 区	参保人次 （人次）	受益人次 （人次）	互助金收入 （元）	互助金支出 （元）	次均赔付金额 （元）
全 国	**21793653**	**744084**	**1600080976**	**995434179**	**1338**
北 京	4032097	93235	305144437	188105117	2018
山 西	129873	3553	5255566	5622971	1583
内蒙古	282130	3623	16873852	6710287	1852
辽 宁	456701	24080	51414769	33726973	1401
吉 林	1506570	40891	109553723	58237472	1424
黑龙江	307616	4052	24196460	6004029	1482
江 苏	161649	1132	6901656	3234279	2857
安 徽	1536802	22458	101769283	53624509	2388
山 东	2495582	240729	184052203	132907722	552
河 南	507511	2025	19524921	7306226	3608
广 东	72274	1183	4945108	2446351	2068
重 庆	3822575	40899	199308245	116348535	2845
四 川	1575064	50308	135389021	125754124	2500
贵 州	589917	26627	50382543	48438491	1819
西 藏	43548	183	8709600	3231900	17661
陕 西	2289779	88669	145877367	88990008	1004
甘 肃	1074763	36493	101833517	47237985	1294
新 疆	714004	63507	77690440	21457200	338
全国总工会本级	195198	437	51258265	46050000	105378

注：相关数据统计口径为中国职工保险互助会(中互会)职工医疗互助业务统筹区域。

6-1-3　2015-2022年职工医疗互助参保受益情况

年 份	参保人次 (万人次)	受益人次 (万人次)	次均赔付金额 (元)
2015	1032	31.8	1059
2016	1059	35.9	1137
2017	1234	41.6	1084
2018	1415	48.5	1117
2019	1604	55.7	1168
2020	1712	52.5	1336
2021	1958	68.2	1410
2022	2179	74.4	1338

注：相关数据统计口径为中国职工保险互助会(中互会)职工医疗互助业务统筹区域。

7

长期护理保险篇

简要说明

一、本章主要介绍长期护理保险制度试点地区（包括原试点的承德、长春、齐齐哈尔、上海、南通、苏州、宁波、安庆、上饶、青岛、荆门、广州、重庆、成都、石河子等15个试点城市和山东、吉林2个重点联系省份，以及新增的北京市石景山区、天津、晋城、呼和浩特、盘锦、福州、开封、湘潭、南宁、黔西南布依族苗族自治州、昆明、汉中、甘南藏族自治州、乌鲁木齐等，共49个）长期护理保险情况。主要包括：参保人数、基金收入、基金支出、享受待遇人数。

二、本章数据来源于国家和各长期护理保险制度试点地区医保部门提供的统计数据。

三、制度建立变迁和统计口径调整

1.2020年9月，经国务院同意，国家医保局、财政部印发《关于扩大长期护理保险制度试点的指导意见》（医保发〔2020〕37号），在原试点基础上，新增北京市石景山区、天津、晋城等14个城市，目前共有49个试点城市，进一步深入推进试点工作。

2.2021年7月，国家医保局会同民政部印发《长期护理失能等级评估标准（试行）》（医保办发〔2021〕37号），统一规范长期护理失能等级评估标准，推进待遇均衡，制度公平。

主要指标解释

长期护理保险参保人数 指报告期末参加长期护理保险人员的合计。

长期护理保险基金收入 指根据国家和各试点地区有关规定，由纳入长期护理保险范围的缴费单位和个人，按规定的缴费基数和缴费比例缴纳的基金，或按规定的缴费额缴纳的基金，以及通过财政补贴、其他方式取得的形成基金来源的款项。

长期护理保险基金支出 指按照国家和各试点地区规定的开支范围和开支标准从长期护理保险基金中支付给经评估认定符合待遇享受条件的参加长期护理保险的人员的长期护理保险待遇支出，以及其他支出。

长期护理保险享受待遇人数 指报告期内享受长期护理保险待遇的人数。

7-1-1 2017-2022年试点地区长期护理保险情况

年 份	参保人数 （万人）	享受待遇人数 （人）	基金收入 （万元）	基金支出 （万元）
2017	4468.7	75252	310039.3	57696.1
2018	7691.0	276075	1704695.7	827465.8
2019	9815.2	747340	1768532.9	1120442.1
2020	10835.3	835094	1961373.2	1313767.2
2021	14460.7	1086562	2605758.8	1683610.4
2022	16990.2	1208537	2408062.6	1043875.2

8

医药服务篇

简要说明

一、本章主要介绍全国及31个省、自治区、直辖市药品生产流通情况、历年全国医疗卫生事业发展情况、2021年各地区医疗卫生事业发展总体情况及历年中国卫生总费用筹资来源情况。主要包括：截至期末药品生产许可证数量、截至期末药品经营企业许可证数量、医疗卫生机构数、医疗卫生机构人员数、医疗卫生机构床位数、医疗卫生机构总收入、医疗卫生机构总支出、门诊病人次均医药费用、住院病人人均医药费用、医疗卫生机构诊疗人次数、医疗卫生机构住院人次数、政府卫生支出、社会卫生支出、个人卫生支出、卫生总费用占国内生产总值比重、人均卫生总费用等。

二、本章数据来源于《中国卫生健康统计年鉴》、卫生健康事业发展统计公报和国家药品监督管理局提供的数据。

主要指标解释

卫生总费用　指一个国家或地区在一定时期内，为开展卫生服务活动从全社会筹集的卫生资源的货币总额，按来源法核算。它反映一定经济条件下，政府、社会和居民个人对卫生保健的重视程度和费用负担水平，以及卫生筹资模式的主要特征和卫生筹资的公平性合理性。

医疗卫生机构　指从卫生健康行政部门取得《医疗机构执业许可证》，或从民政、工商行政、机构编制管理部门取得法人单位登记证书，为社会提供医疗保健、疾病控制、卫生监督服务或从事医学科研和医学在职培训等工作的单位。医疗卫生机构包括医院、基层医疗卫生机构、专业公共卫生机构、其他医疗卫生机构。

卫生人员　指在医院、基层医疗卫生机构、专业公共卫生机构及其他医疗卫生机构工作的职工，包括卫生技术人员、乡村医生和卫生员、其他技术人员、管理人员和工勤人员。一律按支付年底工资的在岗职工统计，包括各类聘任人员（含合同工）及返聘本单位半年以上人员，不包括临时工、离退休人员、退职人员、离开本单位仍保留劳动关系人员、本单位返聘和临聘不足半年人员。

床位数　指年底医疗卫生机构固定实有床位（非编制床位），包括正规床、简易床、监护床、正在消毒和修理的床位、因扩建或大修而停用的床位，不包括产科新生儿床、接产室待产床、库存床、观察床、临时加床和病人家属陪侍床。

总收入　指医疗卫生机构为开展业务及其他活动依法取得的非偿还性资金。总收入包括医疗收入、财政补助收入、科教项目收入/上级补助收入、其他收入。

总支出　指医疗卫生机构在开展业务及其他活动中发生的资金耗费和损失。包括医疗业务成本/医疗卫生支出、财政项目补助支出/财政基建设备补助支出、科教项目支出、管理费用和其他支出。

门诊病人次均医药费用　又称每诊疗人次医药费用、次均门诊费用。即医疗门诊收入/总诊疗人次数。

住院病人人均医药费用　又称出院者人均医药费用、人均住院费用。即医疗住院收入/出院人数。

诊疗人次数　指所有诊疗工作的总人次数，统计界定原则为：①按挂号数统计，包括门诊、急诊、出诊、预约诊疗、单项健康检查、健康咨询指导（不含健康讲座）人次。患者一次就诊多次挂号，按实际诊疗次数统计，不包括根据医嘱进行的各项检查、治疗、处置工作量以及免疫接种、健康管理服务人次数。②未挂号就诊、本单位职工就诊及外出就诊（不含外出会诊）不收取挂号费的，按实际诊疗人次统计。

卫生总费用占国内生产总值比重　指某年卫生总费用与同期国内生产总值（GDP）之比，是用来反映一定时期国家对卫生事业的资金投入力度以及政府和全社会对卫生对居民健康的重视程度。

政府卫生支出　指各级政府用于医疗卫生服务、医疗保障补助、卫生和医疗保障行政管理、人口与计划生育事务性支出等各项事业的经费。

社会卫生支出　指政府支出外的社会各界对卫生事业的资金投入。包括社会医疗保障支出、商业健康保险费、社会办医支出、社会捐赠援助、行政事业性收费收入等。

　　个人卫生支出　指城乡居民在接受各类医疗卫生服务时的现金支付，包括享受各种医疗保险制度的居民就医时自付的费用。可分为城镇居民、农村居民个人现金卫生支出，反映城乡居民医疗卫生费用的负担程度。

　　人均卫生总费用　指某年卫生总费用与同期平均人口数之比。

8-1-1　2017-2022年全国药品生产流通情况

单位：件

年　份	截至期末药品生产许可证数量	截至期末药品经营企业许可证数量
2017	7226	472293
2018	7409	508332
2019	7623	544132
2020	7690	573295
2021	7477	609681
2022	7974	643857

8-1-2 2022年全国药品生产流通情况

单位：件

地 区	截至期末药品生产许可证数量	截至期末药品经营企业许可证数量
全 国	7974	643857
北 京	281	5267
天 津	111	5125
河 北	404	33438
山 西	156	15275
内 蒙 古	108	17716
辽 宁	243	26850
吉 林	316	16417
黑 龙 江	248	23452
上 海	217	4559
江 苏	620	34457
浙 江	467	23826
安 徽	470	23091
福 建	150	12590
江 西	235	14372
山 东	466	48611
河 南	345	33308
湖 北	335	23061
湖 南	234	26445
广 东	609	64238
广 西	201	24379
海 南	134	5911
重 庆	161	19401
四 川	476	51314
贵 州	167	18248
云 南	232	23801
西 藏	37	955
陕 西	235	18245
甘 肃	163	9550
青 海	49	2190
宁 夏	36	5686
新 疆	68	12079

8-2-1 历年全国医疗卫生事业发展情况

年 份	医疗卫生机构、人员及设施			卫生经费		医疗服务	
	机构数 (个)	卫生人员数 (人)	床位数 (万张)	总收入 (亿元)	总支出 (亿元)	诊疗人次数 (万人次)	入院人数 (万人次)
2002	1005004	6528674	313.6	—	—	214524.8	5991
2003	806243	6216971	316.4	—	—	209629.4	6092
2004	849140	6332739	326.8	4902.5	7590.3	399134.1	6676
2005	882206	6447246	336.8	5378.1	8659.9	409725.9	7184
2006	918097	6681184	351.2	5907.3	9843.3	446373.3	7906
2007	912263	6964389	370.1	8127.4	11574.0	471913.0	9827
2008	891480	7251803	403.9	9153.9	14535.4	490089.7	11483
2009	916571	7781448	441.7	11309.9	17541.9	548767.1	13256
2010	936927	8207502	478.7	13726.3	19980.4	583761.6	14174
2011	954389	8616040	516.0	16473.0	24345.9	627122.6	15298
2012	950297	9115705	572.5	19985.8	28119.0	688832.9	17857
2013	974398	9790483	618.2	23147.5	22097.5	731401.0	19215
2014	981432	10234213	660.1	26434.9	25170.4	760186.6	20441
2015	983528	10693881	701.5	29537.9	28413.4	769342.5	21053
2016	983394	11172945	741.1	33166.1	31924.2	793170.0	22728
2017	986649	11748972	794.0	36975.3	35789.0	818311.0	24436
2018	997433	12300325	840.4	41111.7	40006.7	830801.7	25453
2019	1007579	12928335	880.7	46441.4	44096.4	871987.3	26596
2020	1022922	13474992	910.1	48690.0	50018.6	774104.8	23013
2021	1030935	13985363	945.0	54824.0	51646.2	847203.3	24732

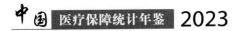

8-2-2　2021年各地区医疗卫生事业发展总体情况

地　区	医疗卫生机构、人员及设施			卫生经费	
	机构数 （个）	卫生人员数 （人）	床位数 （张）	总收入 （万元）	总支出 （万元）
全　国	1030935	13985363	9450110	548240159	516462334
北　京	10699	361004	130259	30228843	28590033
天　津	6076	152473	68681	9154715	8756020
河　北	88162	710338	454994	21641780	20185572
山　西	41007	362910	228946	10484103	10033584
内蒙古	24948	261660	166598	7110130	6961216
辽　宁	33051	417681	324528	13952603	13415887
吉　林	25344	276724	176546	9233080	8306306
黑龙江	20578	314884	260536	10573758	9553416
上　海	6308	281031	160378	27610893	25728092
江　苏	36448	853428	548560	38854950	38124852
浙　江	35120	694800	369875	35920687	33055184
安　徽	29554	519418	411023	17681335	16824055
福　建	28693	366095	223813	14822798	13323131
江　西	36764	381722	307292	14586223	13516248
山　东	85715	1055683	673920	35524851	33693273
河　南	78536	969594	721329	30654435	28465015
湖　北	36529	564148	433965	21581681	20077147
湖　南	55677	619810	532668	20426005	20045308
广　东	57964	1058702	588964	55721928	52639800
广　西	34112	493178	319045	14793400	14241006
海　南	6277	99580	61408	3646104	3373692
重　庆	21361	308519	240741	12759476	11942728
四　川	80249	865416	662029	29400991	28003307
贵　州	29292	384145	296902	10524570	10025004
云　南	26885	470049	330278	15164094	13666825
西　藏	6907	42311	19650	1172189	1138250
陕　西	34971	445858	284545	13227009	12626434
甘　肃	25759	247666	183166	7299539	6416096
青　海	6408	66755	42153	2510646	2002874
宁　夏	4571	73110	41191	2395999	2347919
新　疆	16970	256671	186127	9581345	9384062

8-2-2 续表

地 区	卫生经费		医疗服务	
	医院门诊病人次均医药费用（元）	医院住院病人次均医药费用（元）	诊疗人次数（人次）	入院人次数（人次）
全 国	**329.1**	**11002.3**	**8472033436**	**247318286**
北 京	679.8	26254.4	227475674	3676688
天 津	452.4	19976.6	108534930	1626868
河 北	293.3	10853.6	398747102	10249846
山 西	295.2	10127.9	134407356	4457746
内蒙古	307.6	9378.0	102913258	3117507
辽 宁	376.3	11625.6	167276200	6142103
吉 林	323.9	12596.7	104602780	3483678
黑龙江	318.0	11316.3	96441142	4421093
上 海	436.6	22959.8	266913711	4480511
江 苏	366.3	13034.8	569762373	14157022
浙 江	311.8	12142.5	671149102	10812445
安 徽	292.9	8935.7	364060805	9493168
福 建	319.5	10841.3	267099877	5609624
江 西	309.8	9723.4	228645970	8616450
山 东	306.0	11311.3	671527084	18232182
河 南	237.4	9658.4	618732213	19148935
湖 北	291.8	11224.1	343983592	12146535
湖 南	344.0	9093.3	301255142	15099672
广 东	351.8	14103.8	816694405	17293456
广 西	251.3	9385.4	255696374	10676278
海 南	326.0	12449.6	50550238	1281885
重 庆	374.1	9697.6	193632766	7305056
四 川	298.6	9263.3	546473842	18630422
贵 州	275.3	6690.7	180877974	8449387
云 南	246.2	7254.9	293658384	9938982
西 藏	268.4	8540.3	16205050	321768
陕 西	288.6	9159.2	187049488	7284159
甘 肃	227.1	7013.3	115204130	4451043
青 海	254.5	9334.9	26510454	981659
宁 夏	255.8	8812.6	41167189	1080938
新 疆	257.9	8931.8	104784831	4651180

8-2-3 历年中国卫生总费用筹资来源情况

年　份	卫生总费用（亿元）	政府卫生支出		社会卫生支出		个人卫生支出		卫生总费用占国内生产总值比重（%）	人均卫生总费用（元）
		绝对数（亿元）	占比（%）	绝对数（亿元）	占比（%）	绝对数（亿元）	占比（%）		
2008	14535.4	3593.9	24.7	5065.6	34.9	5875.9	40.4	4.6	1094.5
2009	17541.9	4816.3	27.5	6154.5	35.1	6571.2	37.5	5.0	1314.3
2010	19980.4	5732.5	28.7	7196.6	36.0	7051.3	35.3	4.9	1490.1
2011	24345.9	7464.2	30.7	8416.5	34.6	8465.3	34.8	5.0	1804.5
2012	28119.0	8432.0	30.0	10030.7	35.7	9656.3	34.3	5.2	2068.8
2013	31669.0	9545.8	30.1	11393.8	36.0	10729.3	33.9	5.3	2316.2
2014	35312.4	10579.2	30.0	13437.8	38.1	11295.4	32.0	5.5	2565.5
2015	40974.6	12475.3	30.5	16506.7	40.3	11992.7	29.3	6.0	2962.2
2016	46344.9	13910.3	30.0	19096.7	41.2	13337.9	28.8	6.2	3328.6
2017	52598.3	15205.9	28.9	22258.8	42.3	15133.6	28.8	6.3	3756.7
2018	59121.9	16399.1	27.7	25810.8	43.7	16912.0	28.6	6.4	4206.7
2019	65841.4	18017.0	27.4	29150.6	44.3	18673.9	28.4	6.7	4669.3
2020	72175.0	21941.9	30.4	30273.7	41.9	19959.4	27.7	7.1	5111.1
2021	76845.0	20676.1	26.9	34963.3	45.5	21205.7	27.6	6.7	5440.0
2022	85327.5	24040.9	28.2	38345.7	44.9	22940.9	26.9	7.1	6044.1

9

人口、经济、社会统计

简要说明

一、本章主要介绍全国及 31 个省、自治区、直辖市全国人口基本情况、全国各地区人口数、全国各地区人口年龄结构、全国各地区性别比、人口密度与抚养比、国内生产总值与一般公共预算收支、2021 年各地区生产总值与一般公共预算收支、全国就业和工资情况、全国农村居民贫困情况，包括人口出生率、人口死亡率、人口自然增长率、人口年龄构成、少年儿童抚养比、老年人口抚养比、人口总抚养比、国内生产总值、人均 GDP、一般公共预算收入、一般公共预算支出、城镇登记失业率等。

二、本章数据来源于《中国统计年鉴》《中国卫生健康统计年鉴》。

主要指标解释

人口数　指一定时点、一定范围内有生命的个人总和。年度统计的年末人口数指每年 12 月 31 日 24 时的人口数。年度统计的全国人口数不包括台湾省和港澳台同胞以及海外华侨人数。

出生率　又称粗出生率。指年内一定地区出生人数与同期平均人数之比，一般用‰表示。出生人数指活产数，年平均人数指年初和年底人口数的平均数，也可用年中人口数代替。

死亡率　又称粗死亡率。指年内一定地区的死亡人数与同期平均人数之比，一般用‰表示。

人口自然增长率　指年内一定地区的人口自然增加数（出生人数减死亡人数）与同期平均人数之比（或者人口自然增长率=出生率-死亡率），一般用‰表示。

城镇人口和乡村人口　其定义有三种口径。第一种口径（按行政建制）：城镇人口指市辖区内和县辖镇的全部人口；乡村人口指县辖乡人口。第二种口径（按常住人口划分）：城镇是指设区的市的区人口，不设区的市的街道人口和不设区的市所辖镇的居民委员会人口，县辖镇的居民委员会人口；乡村人口指上述人口以外的全部人口。第三种口径：按国家统计局 1999 年发布的《关于统计上划分城乡的规定（试行）》计算的。1952-1980 年为第一种口径的数据，1981-1999 年为第二种口径的数据，2000-2011 年按第三种口径计算。

性别比　指男性人数与女性人数之比。计算公式：男性人数/女性人数×100%。

人口密度　指一定时期单位土地面积上的人口数。计算公式：人口密度=某地区人口数/该地区土地面积（人/平方公里）。

总抚养比　又称总负担系数，指人口总体中非劳动年龄人口与劳动年龄人口之比。通常用%表示。说明每 100 名劳动年龄人口大致要负担多少名非劳动年龄人口。用于从人口角度反映人口与经济发展的基本关系。计算公式：负担系数=（0-14 岁人口+65 岁以上人口）/（15-64 岁人口）×100%。

少年儿童抚养比　又称少年儿童抚养系数，指某一人口中少年儿童人口数与劳动年龄人口数之比。通常用%表示。说明每 100 名劳动年龄人口大致要负担多少名少年儿童。用于从人口角度反映人口与经济发展的基本关系。计算公式：负担少年系数=（0-14 岁人口）/（15-64 岁人口）×100%。

老年人口抚养比　又称老年人口抚养系数，指某一人口中老年人口数与劳动年龄人口数之比。通常用%表示。说明每 100 名劳动年龄人口大致要负担多少名老年人。老年人口抚养比是从经济角度反映人口老化社会后果的指标之一。计算公式：负担老年系数=（65 岁以上人口）/（15-64 岁人口）×100%。

国内生产总值（GDP）　指一个国家或地区所有常住单位在一定时期内生产活动的最终成果。国内生产总值有三种表现形式，即价值形态、收入形态和产品形态。从价值形态看，它是所有常住单位在一定时期内生产的全部货物和服务价值超过同期的中间投入的全部非固定资产货物和服务价值的差额，即所有常住单位的增加值之和；从收入形态来看，它是所有常住单位在一定时期内创造并分配给常住单位和非常住单位的初次收入分配之和；从产品形态看，它是所有常住单位在一定时期内最终使用的货物和服务价值，与货物和服务净出口价值之和。在实际核算中，国内生产总值有三种计算方法，即生产法（总产出减中间投入）、收入法（由劳动者报酬、生产税净额、固定资产折旧、营业盈余组成）和支出法（由最终消费、资本形成总额、货物和服务净出口组成）。三种方法分别从不同的方面反映国内生产总值。

一般公共预算收入 指政府凭借国家政治权力，以社会管理者身份筹集以税收为主体的财政收入，用于保障和改善民生、维持国家机构正常运转、保障国家安全等方面的各项收支。全国一般公共预算收入与支出决算由中央级决算和地方总决算组成。省（自治区、直辖市）级决算及其所属市（州）、县（区）总决算汇总组成省（自治区、直辖市）总决算；各省（自治区、直辖市）总决算汇总成地方总决算。中央级决算、省（自治区、直辖市）级决算和市（州）、县（区）总决算，由同级主管部门汇总的行政事业单位决算、企业财务决算、基本建设财务决算和金库年报、税收年报等组成。

城镇登记失业人员 指有非农业户口，在一定的劳动年龄内，有劳动能力，无业而要求就业，并在当地就业服务机构进行求职登记的人员。

城镇登记失业率 指城镇登记失业人数同城镇从业人数与城镇登记失业人数之和的比。计算公式：城镇登记失业率=城镇登记失业人数/（城镇从业人数+城镇登记失业人数）×100%。城镇登记失业率指城镇登记失业人员与城镇单位从业人员（扣除使用的农村劳动力、聘用的离退休人员、港澳台及外方人员）、城镇单位中的不在岗职工、城镇私营企业主、个体户主、城镇私营企业和个体从业人员、城镇登记失业人员之和的比。

9-1-1 全国人口基本情况

指　　标	2014	2015	2016	2017	2018	2019	2020	2021
年末总人口(万人)	137646	138326	139232	140011	140541	141008	141212	141260
按性别分(万人)								
男性人口	70522	70857	71307	71650	71864	72039	72357	72311
女性人口	67124	67469	67925	68361	68677	68969	68855	68949
按城乡分(万人)								
城镇人口	76738	79302	81924	84343	86433	88426	90220	91425
农村人口	60908	59024	57308	55668	54108	52582	50992	49835
性别比重(%)								
男性人口	51.2	51.2	51.2	51.2	51.1	51.1	51.2	51.2
女性人口	48.8	48.8	48.8	48.8	48.9	48.9	48.8	48.8
出生率(‰)	13.8	12.0	13.6	12.6	10.9	10.4	8.5	7.5
死亡率(‰)	7.1	7.1	7.0	7.1	7.1	7.1	7.1	7.2
自然增长率(‰)	6.7	4.9	6.5	5.6	3.8	3.3	1.5	0.3
人口年龄构成(%)								
0～14岁人口	16.5	16.5	16.7	16.8	16.9	16.8	17.9	17.5
15～64岁人口	73.4	73.0	72.5	71.8	71.2	70.6	68.6	68.3
65岁及以上人口	10.1	10.5	10.8	11.4	11.9	12.6	13.5	14.2
人口总抚养比(%)	36.2	37.0	37.9	39.3	40.4	41.5	45.9	46.3
少年儿童抚养比(%)	22.5	22.6	22.9	23.4	23.7	23.8	26.2	25.6
老年人口抚养比(%)	13.7	14.3	15.0	15.9	16.8	17.8	19.7	20.8

9-1-2　全国各地区人口数

单位：万人

地　区	2011	2012	2013	2014	2015
全　国	134916	135922	136726	137646	138326
北　京	2024	2078	2125	2171	2188
天　津	1341	1378	1410	1429	1439
河　北	7232	7262	7288	7323	7345
山　西	3562	3548	3535	3528	3519
内蒙古	2470	2464	2455	2449	2440
辽　宁	4379	4375	4365	4358	4338
吉　林	2725	2698	2668	2642	2613
黑龙江	3782	3724	3666	3608	3529
上　海	2356	2399	2448	2467	2458
江　苏	8023	8120	8192	8281	8315
浙　江	5570	5685	5784	5890	5985
安　徽	5972	5978	5988	5997	6011
福　建	3784	3841	3885	3945	3984
江　西	4474	4475	4476	4480	4485
山　东	9665	9708	9746	9808	9866
河　南	9461	9532	9573	9645	9701
湖　北	5760	5781	5798	5816	5850
湖　南	6581	6590	6600	6611	6615
广　东	10756	11041	11270	11489	11678
广　西	4655	4694	4731	4770	4811
海　南	890	910	920	936	945
重　庆	2944	2975	3011	3043	3070
四　川	8064	8085	8109	8139	8196
贵　州	3530	3587	3632	3677	3708
云　南	4620	4631	4641	4653	4663
西　藏	309	315	317	325	330
陕　西	3765	3787	3804	3827	3846
甘　肃	2552	2550	2537	2531	2523
青　海	568	571	571	576	577
宁　夏	648	659	666	678	684
新　疆	2225	2253	2285	2325	2385

9-1-2　续表

单位: 万人

地 区	2016	2017	2018	2019	2020	2021
全 国	**139232**	**140011**	**140541**	**141008**	**141212**	**141260**
北 京	2195	2194	2192	2190	2189	2189
天 津	1443	1410	1383	1385	1387	1373
河 北	7375	7409	7426	7447	7464	7448
山 西	3514	3510	3502	3497	3490	3480
内蒙古	2436	2433	2422	2415	2403	2400
辽 宁	4327	4312	4291	4277	4255	4229
吉 林	2567	2526	2484	2448	2399	2375
黑龙江	3463	3399	3327	3255	3171	3125
上 海	2467	2466	2475	2481	2488	2489
江 苏	8381	8423	8446	8469	8477	8505
浙 江	6072	6170	6273	6375	6468	6540
安 徽	6033	6057	6076	6092	6105	6113
福 建	4016	4065	4104	4137	4161	4187
江 西	4496	4511	4513	4516	4519	4517
山 东	9973	10033	10077	10106	10165	10170
河 南	9778	9829	9864	9901	9941	9883
湖 北	5885	5904	5917	5927	5745	5830
湖 南	6625	6633	6635	6640	6645	6622
广 东	11908	12141	12348	12489	12624	12684
广 西	4857	4907	4947	4982	5019	5037
海 南	957	972	982	995	1012	1020
重 庆	3110	3144	3163	3188	3209	3212
四 川	8251	8289	8321	8351	8371	8372
贵 州	3758	3803	3822	3848	3858	3852
云 南	4677	4693	4703	4714	4722	4690
西 藏	340	349	354	361	366	366
陕 西	3874	3904	3931	3944	3955	3954
甘 肃	2520	2522	2515	2509	2501	2490
青 海	582	586	587	590	593	594
宁 夏	695	705	710	717	721	725
新 疆	2428	2480	2520	2559	2590	2589

9-1-3 全国各地区人口年龄结构

地 区	年龄别人口(万人)					
	2010			2020		
	0-14岁	15-64岁	65岁及以上	0-14岁	15-64岁	65岁及以上
全 国	**22246**	**99843**	**11883**	**25338**	**96576**	**19064**
北 京	169	1622	171	259	1639	291
天 津	127	1057	110	187	995	205
河 北	1209	5384	592	1509	4913	1039
山 西	611	2690	271	571	2470	450
内蒙古	348	1936	187	338	1753	314
辽 宁	500	3424	451	474	3044	742
吉 林	329	2187	230	282	1750	376
黑龙江	458	3054	319	329	2359	497
上 海	199	1870	233	244	1839	405
江 苏	1023	5986	857	1289	5813	1373
浙 江	719	4216	508	868	4732	857
安 徽	1070	4275	606	1174	4013	916
福 建	571	2828	291	803	2890	461
江 西	975	3143	339	992	2990	537
山 东	1507	7129	943	1906	6710	1536
河 南	1975	6642	786	2299	6297	1340
湖 北	796	4407	520	942	3991	842
湖 南	1157	4769	642	1297	4363	984
广 东	1762	7965	704	2375	9145	1081
广 西	999	3178	425	1184	3217	611
海 南	173	626	68	201	702	105
重 庆	490	2061	333	510	2148	547
四 川	1364	5797	881	1347	5604	1417
贵 州	876	2300	298	924	2486	446
云 南	953	3293	351	924	3290	507
西 藏	73	212	15	89	255	21
陕 西	549	2865	318	685	2741	527
甘 肃	464	1883	211	485	1702	315
青 海	118	409	35	123	418	51
宁 夏	135	454	40	147	504	69
新 疆	453	1593	135	581	1804	201

注：2010年、2020年系人口普查数字。

9-1-3 续表

地 区	年龄构成(%)					
	2010			2020		
	0-14岁	15-64岁	65岁及以上	0-14岁	15-64岁	65岁及以上
全 国	**16.6**	**74.5**	**8.9**	**18.0**	**68.5**	**13.5**
北 京	8.6	82.7	8.7	11.8	74.9	13.3
天 津	9.8	81.7	8.5	13.5	71.8	14.8
河 北	16.8	74.9	8.2	20.2	65.9	13.9
山 西	17.1	75.3	7.6	16.4	70.7	12.9
内蒙古	14.1	78.3	7.6	14.0	72.9	13.1
辽 宁	11.4	78.3	10.3	11.1	71.5	17.4
吉 林	12.0	79.6	8.4	11.7	72.7	15.6
黑龙江	12.0	79.7	8.3	10.3	74.1	15.6
上 海	8.6	81.3	10.1	9.8	73.9	16.3
江 苏	13.0	76.1	10.9	15.2	68.6	16.2
浙 江	13.2	77.5	9.3	13.4	73.3	13.3
安 徽	18.0	71.8	10.2	19.2	65.7	15.0
福 建	15.5	76.7	7.9	19.3	69.6	11.1
江 西	21.9	70.5	7.6	22.0	66.2	11.9
山 东	15.7	74.4	9.8	18.8	66.1	15.1
河 南	21.0	70.6	8.4	23.1	63.4	13.5
湖 北	13.9	77.0	9.1	16.3	69.1	14.6
湖 南	17.6	72.6	9.8	19.5	65.7	14.8
广 东	16.9	76.4	6.8	18.8	72.6	8.6
广 西	21.7	69.1	9.2	23.6	64.2	12.2
海 南	20.0	72.2	7.8	20.0	69.6	10.4
重 庆	17.0	71.5	11.6	15.9	67.0	17.1
四 川	17.0	72.1	11.0	16.1	67.0	16.9
贵 州	25.2	66.2	8.6	24.0	64.5	11.6
云 南	20.7	71.6	7.6	19.6	69.7	10.7
西 藏	24.4	70.5	5.1	24.5	69.8	5.7
陕 西	14.7	76.8	8.5	17.3	69.3	13.3
甘 肃	18.2	73.6	8.2	19.4	68.0	12.6
青 海	20.9	72.8	6.3	20.8	70.5	8.7
宁 夏	21.5	72.1	6.4	20.4	70.0	9.6
新 疆	20.8	73.0	6.2	22.5	69.8	7.8

9-1-4　全国各地区性别比、人口密度与抚养比

地 区	性别比(女=100)			人口密度(人／千米²)
	2000	2010	2020	2000
全　国	**106.7**	**105.2**	**104.8**	**132**
北　京	109.0	106.8	104.7	823
天　津	104.0	114.5	106.3	886
河　北	103.7	102.8	102.0	359
山　西	107.3	105.6	104.1	211
内蒙古	107.2	108.1	104.3	20
辽　宁	104.0	102.5	99.7	290
吉　林	104.9	102.7	99.7	146
黑龙江	104.6	103.2	100.3	81
上　海	105.7	106.2	107.3	2657
江　苏	102.6	101.5	103.2	725
浙　江	105.6	105.7	109.0	459
安　徽	106.6	103.4	103.9	429
福　建	106.4	106.0	106.9	286
江　西	108.3	107.5	106.6	248
山　东	102.5	102.3	102.7	579
河　南	106.6	102.1	100.6	554
湖　北	108.6	105.6	105.8	324
湖　南	109.0	105.8	104.8	304
广　东	103.8	109.0	113.1	486
广　西	112.7	108.3	107.0	190
海　南	109.8	110.9	112.9	232
重　庆	108.0	102.4	102.2	375
四　川	107.0	103.1	102.2	172
贵　州	110.1	106.9	104.5	200
云　南	110.1	107.8	107.2	109
西　藏	102.6	105.7	110.3	2.1
陕　西	108.4	106.9	104.8	175
甘　肃	107.6	104.4	103.1	56
青　海	107.1	107.4	105.0	7.2
宁　夏	105.3	105.1	103.8	108
新　疆	107.3	105.3	106.9	12

注：2000年、2010年、2020年系人口普查数字。

9-1-4　续表

地　区	少年儿童抚养比(%)			老年人口抚养比(%)		
	2000	2010	2020	2000	2010	2020
全　国	**32.7**	**22.3**	**26.2**	**10.0**	**12.0**	**19.7**
北　京	17.4	10.4	15.8	10.8	10.5	17.8
天　津	22.4	12.0	18.8	11.1	10.4	20.6
河　北	32.5	22.5	30.7	9.8	11.0	21.1
山　西	38.0	22.7	23.1	9.1	10.1	18.2
内蒙古	29.0	18.0	19.3	7.3	9.7	17.9
辽　宁	23.7	14.6	15.6	10.5	13.2	24.4
吉　林	25.2	15.1	16.1	7.8	10.5	21.5
黑龙江	25.0	15.0	13.9	7.2	10.4	21.1
上　海	16.0	10.6	13.3	15.1	12.5	22.0
江　苏	27.5	17.1	22.2	12.2	14.3	23.6
浙　江	24.7	17.1	18.3	12.1	12.1	18.1
安　徽	38.1	24.7	29.3	11.1	14.2	22.8
福　建	32.7	20.2	27.8	9.3	10.3	15.9
江　西	38.3	31.1	33.2	9.0	10.8	18.0
山　东	29.3	21.2	28.4	11.3	13.2	22.9
河　南	38.7	29.7	36.5	10.4	11.8	21.3
湖　北	32.3	18.1	23.6	8.9	11.8	21.1
湖　南	31.4	24.3	29.7	10.3	13.5	22.6
广　东	34.6	22.1	26.0	8.7	8.9	11.8
广　西	39.4	31.4	36.8	10.7	13.4	19.0
海　南	41.6	27.4	28.7	10.0	11.2	15.0
重　庆	31.3	23.9	23.7	11.3	16.5	25.5
四　川	32.4	23.5	24.0	10.6	15.2	25.3
贵　州	47.4	38.3	37.2	9.1	13.2	17.9
云　南	38.3	28.9	28.1	8.8	10.6	15.4
西　藏	48.8	34.6	35.1	7.1	7.2	8.1
陕　西	36.2	19.2	25.0	8.6	11.1	19.2
甘　肃	39.7	24.7	28.5	7.3	11.2	18.5
青　海	38.5	28.8	29.5	6.1	8.7	12.3
宁　夏	42.4	29.6	29.1	6.6	8.9	13.7
新　疆	40.1	28.0	32.2	6.6	8.9	11.1

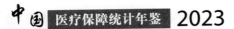

9-2-1 2021年城镇非私营单位就业人员平均工资

单位：元

地　区	社平工资
全　国	**106837**
北　京	194651
天　津	123528
河　北	82526
山　西	82413
内蒙古	90426
辽　宁	86062
吉　林	83028
黑龙江	80369
上　海	191844
江　苏	115133
浙　江	122309
安　徽	93861
福　建	98071
江　西	83766
山　东	94768
河　南	74872
湖　北	96994
湖　南	85438
广　东	118133
广　西	88170
海　南	97471
重　庆	101670
四　川	96741
贵　州	94487
云　南	98730
西　藏	140355
陕　西	90996
甘　肃	84500
青　海	109346
宁　夏	105266
新　疆	94281

9-3-1　国内生产总值

年　份	国民总收入 （亿元）	人均国民总收入 （元）	国内生产总值 （亿元）	人均国内生产总值 （元）
1998	83817.6	6748.9	85195.5	6859.9
1999	89366.5	7133.7	90564.4	7229.3
2000	99066.1	7845.9	100280.1	7942.1
2001	109276.2	8591.9	110863.1	8716.7
2002	120480.4	9409.6	121717.4	9506.2
2003	136576.3	10600.5	137422.0	10666.1
2004	161415.4	12454.2	161840.2	12486.9
2005	185998.9	14266.8	187318.9	14368.0
2006	219028.5	16706.7	219438.5	16738.0
2007	270704.0	20540.8	270092.3	20494.4
2008	321229.5	24250.1	319244.6	24100.2
2009	347934.9	26135.8	348517.7	26179.5
2010	410354.1	30676.0	412119.3	30807.9
2011	483392.8	35939.0	487940.2	36277.1
2012	537329.0	39679.0	538580.0	39771.4
2013	588141.2	43142.9	592963.2	43496.6
2014	644380.2	46971.3	643563.1	46911.7
2015	685571.2	49684.1	688858.2	49922.3
2016	742694.1	53516.3	746395.1	53783.0
2017	830945.7	59514.2	832035.9	59592.3
2018	915243.5	65245.9	919281.1	65533.7
2019	983751.2	69881.0	986515.2	70078.0
2020	1005451.3	71253.0	1013567.0	71828.0
2021	1133239.8	80237.0	1143669.7	80976.0

9-3-2 2021年各地区生产总值与一般公共预算收支

地 区	地区生产总值 （亿元）	人均地区生产总值 （元）	地方一般公共预算收入 （亿元）	地方一般公共预算支出 （亿元）
北 京	40269.6	183980	5932.3	7205.1
天 津	15695.0	113732	2141.1	3152.6
河 北	40391.3	54172	4167.6	8848.2
山 西	22590.2	64821	2834.5	5046.6
内蒙古	20514.2	85422	2350.0	5239.6
辽 宁	27584.1	65026	2765.6	5879.2
吉 林	13235.5	55450	1144.0	3696.8
黑龙江	14879.2	47266	1300.5	5104.8
上 海	43214.9	173630	7771.8	8430.9
江 苏	116364.2	137039	10015.2	14585.3
浙 江	73515.8	113032	8262.6	11014.6
安 徽	42959.2	70321	3498.2	7591.1
福 建	48810.4	116939	3383.4	5204.7
江 西	29619.7	65560	2812.2	6778.9
山 东	83095.9	81727	7284.5	11713.2
河 南	58887.4	59410	4353.9	9784.3
湖 北	50012.9	86416	3283.3	7933.7
湖 南	46063.1	69440	3250.7	8325.5
广 东	124369.7	98285	14105.0	18247.0
广 西	24740.9	49206	1800.2	5806.5
海 南	6475.2	63707	921.2	1971.4
重 庆	27894.0	86879	2285.5	4835.1
四 川	53850.8	64326	4773.2	11215.7
贵 州	19586.4	50808	1969.4	5590.0
云 南	27146.8	57686	2278.3	6634.4
西 藏	2080.2	56831	215.6	2027.0
陕 西	29801.0	75360	2775.4	6069.2
甘 肃	10243.3	41046	1001.9	4032.6
青 海	3346.6	56398	328.8	1854.5
宁 夏	4522.3	62549	460.0	1427.9
新 疆	15983.6	61725	1618.6	5376.9

注：地方一般公共预算收入（支出）为地方财政本级收入（支出）。

9-3-3　全国就业和工资情况

年　份	年　　底从业人员（万人）				城　镇从业人员（万人）	城镇登记失业人员（万人）	城镇登记失业率（%）	城镇单位就业人员平均工资（元）
		第一产业	第二产业	第三产业				
2000	72085	36043	16219	19823	23151	595	3.1	9333
2005	74647	33442	17766	23439	27331	839	4.2	18200
2010	76105	27931	21842	26332	34687	908	4.1	36539
2014	76349	22372	23057	30920	39310	952	4.1	56360
2015	76320	21418	22644	32258	40410	966	4.1	62029
2016	76245	20908	22295	33042	42051	982	4.0	67569
2017	76058	20295	21762	34001	43208	972	3.9	74318
2018	75782	19515	21356	34911	44292	974	3.8	82413
2019	75447	18652	21234	35561	45249	945	3.6	90501
2020	75064	17715	21543	35806	46271	1160	4.2	97379
2021	74652	17072	21712	35868	46773	1040	4.0	106837

9-3-4　全国农村居民贫困情况

指　标	2000	2005	2010	2015	2016	2017	2018	2019	2020	2021
贫困标准(元/人)	625	683	1274	2300	2300	2300	2300	2300	2300	2300
贫困人口(万人)	3209	2365	2688	5575	4335	3046	1660	551	0	0
贫困发生率(%)	3.5	2.5	2.8	5.7	4.5	3.1	1.7	0.6	0.0	0.0

9-3-5　全国居民人均收支情况

单位: 元

年　份	全国居民		城镇居民		农村居民	
	人均可支配收入	人均消费支出	人均可支配收入	人均消费支出	人均可支配收入	人均消费支出
2014	20167.1	14491.4	28843.9	19968.1	10488.9	8382.6
2015	21966.2	15712.4	31194.8	21392.4	11421.7	9222.6
2016	23821.0	17110.7	33616.2	23078.9	12363.4	10129.8
2017	25973.8	18322.1	36396.2	24445.0	13432.4	10954.5
2018	28228.0	19853.1	39250.8	26112.3	14617.0	12124.3
2019	30732.8	21558.9	42358.8	28063.4	16020.7	13327.7
2020	32188.8	21209.9	43833.8	27007.4	17131.5	13713.4
2021	35128.1	24100.1	47411.9	30307.2	18930.9	15915.6

9-3-6 2021年各地区居民人均收支情况

单位: 元

地 区	全国居民			城镇居民			农村居民		
	人均可支配收入	人均消费支出	人均医疗保健支出	人均可支配收入	人均消费支出	人均医疗保健支出	人均可支配收入	人均消费支出	人均医疗保健支出
全 国	**35128.1**	**24100.1**	**2115.1**	**47411.9**	**30307.2**	**2521.3**	**18930.9**	**15915.6**	**1579.6**
北 京	75002.2	43640.4	4285.7	81517.5	46775.7	4609.8	33302.7	23574.0	2211.9
天 津	47449.4	33188.4	3747.6	51485.7	36066.9	4021.0	27954.5	19285.5	2427.2
河 北	29383.0	19953.6	1983.9	39791.0	24192.5	2205.3	18178.9	15390.7	1745.5
山 西	27425.9	17191.2	1935.2	37433.1	21965.5	2497.2	15308.3	11410.1	1254.6
内蒙古	34108.4	22658.3	2354.7	44376.9	27194.2	2617.7	18336.8	15691.4	1950.7
辽 宁	35111.7	23830.8	2485.1	43050.8	28438.4	2904.8	19216.6	14605.9	1644.9
吉 林	27769.8	19604.6	2360.7	35645.8	24420.9	2701.1	17641.7	13411.0	1922.9
黑龙江	27159.0	20635.9	2475.2	33646.1	24422.1	2850.5	17889.3	15225.0	1938.8
上 海	78026.6	48879.3	3877.9	82428.9	51294.6	4063.1	38520.7	27204.8	2216.4
江 苏	47498.3	31451.4	2463.4	57743.5	36558.0	2800.5	26790.8	21130.1	1781.9
浙 江	57540.5	36668.1	2498.9	68486.8	42193.5	2865.6	35247.4	25415.2	1751.8
安 徽	30904.3	21910.9	1783.6	43008.7	26495.1	1891.2	18371.7	17163.3	1672.1
福 建	40659.3	28440.1	1768.5	51140.5	33942.0	1939.4	23228.9	19290.4	1484.3
江 西	30609.9	20289.9	1693.8	41684.4	24586.5	2015.4	18684.2	15663.1	1347.4
山 东	35705.1	22820.9	2015.5	47066.4	29314.3	2403.9	20793.9	14298.7	1505.8
河 南	26811.2	18391.3	1786.8	37094.8	23177.5	2058.0	17533.3	14073.2	1542.1
湖 北	30829.3	23846.1	2238.7	40277.8	28505.6	2541.1	18259.0	17646.9	1836.5
湖 南	31992.7	22798.2	2122.2	44866.1	28293.8	2399.2	18295.2	16950.7	1827.5
广 东	44993.3	31589.3	1900.9	54853.6	36621.1	2143.7	22306.0	20011.8	1342.2
广 西	26726.7	18087.9	1752.8	38529.9	22555.3	2163.1	16362.9	14165.3	1392.5
海 南	30456.8	22241.9	1682.9	40213.2	27564.8	2012.3	18076.3	15487.3	1264.9
重 庆	33802.6	24597.8	2325.8	43502.5	29849.6	2661.9	18099.6	16095.7	1781.8
四 川	29080.1	21518.0	2071.9	41443.8	26970.8	2281.1	17575.3	16444.0	1877.3
贵 州	23996.2	17957.3	1368.2	39211.2	25333.0	1952.1	12856.1	12557.0	940.8
云 南	25666.2	18851.0	1700.1	40904.9	27440.7	2551.8	14197.3	12386.3	1059.2
西 藏	24949.9	15342.5	781.4	46503.3	28159.2	1565.8	16932.3	10576.6	489.8
陕 西	28568.0	19346.5	2264.6	40713.1	24783.7	2758.6	14744.8	13158.0	1702.3
甘 肃	22066.0	17456.2	1761.4	36187.3	25756.6	2291.7	11432.8	11206.1	1362.2
青 海	25919.5	19020.1	1938.1	37745.3	24512.5	2454.1	13604.2	13300.2	1400.7
宁 夏	27904.5	20023.8	2126.6	38290.7	25385.6	2559.2	15336.6	13535.7	1603.2
新 疆	26075.0	18960.6	1990.7	37642.4	25724.0	2850.2	15575.3	12821.4	1210.6

附录

国际比较、港澳台

简要说明

一、本章主要介绍世界各个国家和地区、港澳台的主要卫生费用支出情况及经济指标情况。主要包括：人口数、人均卫生费用支出、本地生产总值、本地居民总收入、健康保险覆盖情况、药品销售总额及医疗服务利用情况等。

二、本章数据来源于《中国统计年鉴》《中国卫生健康统计年鉴》。

三、部分国家的相关数据来源于 OECD 数据库：https://stats.oecd.org/。

主要指标解释

总和生育率　即每个妇女度过她的整个育龄期根据现时年龄别生育率可能生育的孩子数。

附录-1-1 人口与社会经济

序列	国家(地区)	总人口(千人) 2019	0~14岁人口(%) 2013	60岁及以上人口(%) 2013	人口年增长率(%) 2003~2013	城镇人口(%)			
						2010	2011	2012	2013
1	阿富汗	38042	47	4	2.8	23	24	24	26
2	阿尔巴尼亚	2881	21	15	-0.2	52	53	55	55
3	阿尔及利亚	43053	28	7	1.7	66	73	74	70
4	安道尔	77	15	23	0.5	88	87	...	86
5	安哥拉	31825	47	4	3.3	59	59	60	43
6	安提瓜和巴布达	97	26	13	1.1	30	30	30	25
7	阿根廷	44781	24	15	0.9	92	93	93	92
8	亚美尼亚	2958	20	14	-0.2	64	64	64	63
9	澳大利亚	25203	19	20	1.6	89	89	89	89
10	奥地利	8955	15	24	0.4	68	68	68	66
11	阿塞拜疆	10048	22	9	1.2	52	54	54	54
12	巴哈马群岛	389	21	12	1.8	84	84	84	83
13	巴林群岛	1641	21	3	5.5	89	89	89	89
14	孟加拉国	163046	30	7	1.2	28	28	29	33
15	巴巴多斯岛	287	19	16	0.5	44	44	45	32
16	白俄罗斯	9452	15	20	-0.4	75	75	75	76
17	比利时	11539	17	24	0.7	97	97	98	98
18	伯利兹	390	34	6	2.5	52	45	45	44
19	贝宁湾	11801	43	5	3.0	42	45	46	43
20	不丹	763	28	7	2.0	35	36	36	37
21	玻利维亚	11513	35	7	1.7	67	67	67	68
22	波黑	3301	16	21	-0.2	49	48	49	40
23	博茨瓦纳	2304	34	6	1.0	61	62	62	57
24	巴西	211050	24	11	1.0	87	85	85	85
25	文莱	433	25	8	1.7	76	76	76	77
26	保加利亚	7000	14	26	-0.8	71	73	74	73
27	布基纳法索	20321	46	4	2.9	26	27	27	28
28	布隆迪	11531	44	4	3.4	11	11	11	12
29	佛得角	550	30	7	0.7	61	63	63	64
30	柬埔寨	16487	31	8	1.6	20	20	20	20
31	喀麦隆	25876	43	5	2.6	58	52	53	53
32	加拿大	37411	16	21	1.1	81	81	81	82

附录-1-1　续表 1

总和生育率(%)			成人识字率 (%) 2007~2012	人均国民收入(美元，购买力平价)				日均<1美元 (购买力平价) 人口(%) 2007~2012
2000	2010	2013		2010	2011	2012	2013	
7.7	6.3	4.9	...	1060	1140	1560	2000	...
2.2	1.5	1.8	97	8740	8820	9280	10520	<2.0
2.6	2.3	2.8	...	8180	8310	8360	12990	...
1.4	1.3	1.4	...	...	...	...	...	...
6.8	5.4	5.9	70	5410	5230	5400	6770	43.4
2.7	2.1	2.1	99	20240	17900	18920	20070	<2.0
2.5	2.2	2.2	98	15570	17130	...	...	<2.0
1.7	1.7	1.7	100	5660	6100	8820	8140	<2.0
1.8	1.9	1.9	...	...	38110	43300	42540	...
1.4	1.4	1.5	...	39790	42050	43390	43840	...
2.0	2.2	1.9	100	9280	8960	9310	16180	<2.0
2.2	1.9	1.9	...	...	...	29020	...	...
2.6	2.5	2.1	92	...	...	...	...	...
3.0	2.2	2.2	58	1810	1940	2030	2810	43.3
1.5	1.6	1.8	...	...	...	25670	...	...
1.2	1.4	1.5	100	13590	14460	14960	16940	<2.0
1.6	1.8	1.9	...	38260	39190	39860	40280	...
3.6	2.8	2.7	...	6210	6090	7630	8160	...
6.0	5.3	4.8	42	1590	1620	1550	1780	51.6
3.8	2.4	2.2	...	4990	5570	6200	7210	2.4
4.1	3.3	3.2	91	4640	4890	4880	5750	8.0
1.4	1.1	1.3	98	8810	9190	9650	9820	<2.0
3.4	2.8	2.6	85	13700	14550	16060	15500	13.4
2.4	1.8	1.8	90	11000	11420	11530	14750	3.8
2.5	2.0	2.0	95	...	...	...	...	...
1.2	1.5	1.5	98	13290	14160	15450	15200	<2.0
6.3	5.9	5.6	29	1250	1300	1490	1560	44.5
5.8	4.3	6.0	67	400	610	550	820	...
3.7	2.4	2.3	85	3820	3980	4930	6220	13.7
3.9	2.6	2.9	74	2080	2230	2330	2890	10.1
5.0	4.5	4.8	71	2270	2330	2270	2660	27.6
1.5	1.7	1.7	...	38310	39660	42530	42610	<2.0

附录-1-1 续表 2

序列	国家(地区)	总人口(千人) 2019	0~14岁人口(%) 2013	60岁及以上人口(%) 2013	人口年增长率(%) 2003~2013	城镇人口(%)			
						2010	2011	2012	2013
33	中非	4745	40	6	1.9	39	39	39	40
34	乍得	15947	48	4	3.2	28	22	22	22
35	智利	18952	21	14	1.0	89	89	89	89
36	中国	1441860	18	14	0.6	47	51	52	53
37	哥伦比亚	50339	28	10	1.4	75	75	76	76
38	科摩罗	851	42	5	2.5	28	28	28	28
39	刚果	5381	42	5	2.8	62	64	64	65
40	库克岛	18	30	9	1.0	75	74	...	74
41	哥斯达黎加	5048	24	11	1.6	64	65	65	75
42	科特迪瓦	25717	41	5	1.8	51	51	52	53
43	克罗地亚	4130	15	25	-0.3	58	58	58	58
44	古巴	11333	16	19	0.0	75	75	75	77
45	塞浦路斯	1199	17	17	1.3	70	70	71	67
46	捷克	10689	15	24	0.5	74	73	73	73
47	朝鲜	25666	22	13	0.6	60	60	60	61
48	刚果民主共和国	86791	45	5	2.8	35	34	35	42
49	丹麦	5772	18	24	0.4	87	87	87	87
50	吉布提	974	34	6	1.5	76	77	77	77
51	多米尼加	72	26	13	0.3	67	67	...	69
52	多米尼加共和国	10739	30	9	1.4	69	70	70	77
53	厄瓜多尔	17374	30	10	1.7	67	67	68	63
54	埃及	100388	31	9	1.7	43	43	44	43
55	萨尔瓦多	6454	30	10	0.5	64	65	65	66
56	赤道几内亚	1356	39	5	2.9	40	39	40	40
57	厄立特里亚	3497	43	4	3.5	22	21	22	22
58	爱沙尼亚	1326	16	24	-0.4	69	69	70	68
59	斯瓦蒂尼(原斯威士兰)	1148	38	5	1.4	21	21	21	21
60	埃塞俄比亚	112079	43	5	2.7	17	17	17	19
61	斐济	890	29	9	0.8	52	52	53	53
62	芬兰	5532	16	26	0.4	85	84	84	84
63	法国	65130	18	24	0.6	85	86	86	79
64	加蓬	2173	38	7	2.4	86	86	87	87
65	冈比亚	2348	46	4	3.2	58	57	58	58

附录-1-1　续表 3

总和生育率(%)			成人识字率(%) 2007～2012	人均国民收入(美元，购买力平价)				日均<1美元(购买力平价)人口(%) 2007～2012
2000	2010	2013		2010	2011	2012	2013	
5.4	4.6	4.4	57	790	810	1080	600	62.8
6.6	6.0	6.3	35	1220	1360	1620	2000	36.5
2.1	1.9	1.8	99	14590	16330	21310	21030	<2.0
1.8	1.6	1.7	95	7640	8390	9040	11850	6.3
2.6	2.4	2.3	94	9060	9560	9990	11890	5.6
4.3	4.9	4.7	76	1090	1110	1210	1560	...
4.8	4.5	5.0	...	3220	3240	3450	4720	32.8
3.2	2.4	2.3	...	...	...	...	...	...
2.4	1.8	1.8	96	11270	11860	12500	13570	<2.0
5.2	4.4	4.9	57	1810	1710	1920	2900	35.0
1.4	1.5	1.5	99	18860	18760	20200	20370	<2.0
1.6	1.5	1.4	100	...	...	...	...	...
1.7	1.5	1.5	99	30300	...	29840	28830	...
1.1	1.5	1.6	...	23620	24370	24720	25530	<2.0
2.0	2.0	2.0	100	...	...	...	...	...
6.9	5.8	5.9	67	320	340	390	680	...
1.8	1.9	1.9	...	40230	41900	43430	44460	<2.0
4.8	3.8	3.4	...	...	...	...	...	...
2.3	2.1	2.1	...	11990	13000	11980	9800	...
2.9	2.6	2.5	90	9030	9420	9660	11150	2.3
3.0	2.5	2.6	92	7880	8510	9490	10310	4.0
3.3	2.7	2.8	74	6060	6120	6450	10850	<2.0
2.9	2.3	2.2	85	6550	6640	6720	7490	2.5
5.8	5.2	4.8	94	23750	25620	18570	23240	...
5.4	4.5	4.7	69	540	580	550	1180	...
1.3	1.7	1.6	100	19760	20850	22500	24230	<2.0
4.2	3.4	3.3	88	4840	5930	4760	6220	39.3
6.2	4.2	4.5	39	1040	1110	1110	1350	36.8
3.1	2.7	2.6	...	4510	4610	4690	7610	5.9
1.7	1.9	1.9	...	37290	37670	38220	38480	<2.0
1.8	2.0	2.0	...	34440	35910	36720	37580	...
4.1	3.3	4.1	89	13170	13740	14090	17220	...
5.6	4.9	5.8	51	1300	1750	1830	1620	...

附录-1-1 续表 4

序列	国家(地区)	总人口（千人）2019	0～14岁人口(%) 2013	60岁及以上人口(%) 2013	人口年增长率(%) 2003～2013	城镇人口(%) 2010	2011	2012	2013
66	格鲁吉亚	3997	18	20	-0.5	53	53	53	53
67	德国	83517	13	27	-0.1	74	74	74	75
68	加纳	30418	38	5	2.4	51	52	53	53
69	希腊	10473	15	26	0.1	61	61	62	77
70	格林纳达	112	27	10	0.3	39	39	39	36
71	危地马拉	17581	40	7	2.5	49	50	50	51
72	几内亚	12771	42	5	2.4	35	35	36	36
73	几内亚比绍	1921	41	5	2.3	30	44	45	48
74	圭亚那	783	36	5	0.6	29	28	28	28
75	海地	11263	35	7	1.4	52	53	55	56
76	洪都拉斯	9746	35	7	2.0	52	52	53	54
77	匈牙利	9685	15	24	-0.2	68	69	70	70
78	冰岛	339	21	18	1.3	93	94	94	94
79	印度	1366418	29	8	1.4	30	31	32	32
80	印尼	270626	29	8	1.4	44	51	51	52
81	伊朗	82914	24	8	1.2	71	69	69	72
82	伊拉克	39310	40	5	2.6	66	66	66	69
83	爱尔兰	4882	22	17	1.4	62	62	62	63
84	以色列	8519	28	15	2.0	92	92	92	92
85	意大利	60550	14	27	0.5	68	68	69	69
86	牙买加	2948	27	11	0.5	52	52	52	54
87	日本	126860	13	32	0.0	67	91	92	93
88	约旦	10102	34	5	3.8	79	83	83	83
89	哈萨克斯坦	18551	26	10	1.1	59	54	53	53
90	肯尼亚	52574	42	4	2.7	22	24	24	25
91	基里巴斯	118	30	9	1.6	44	44	44	44
92	科威特	4207	25	4	4.6	98	98	98	98
93	吉尔吉斯	6416	30	6	1.0	35	35	35	36
94	老挝	7169	35	6	1.9	33	34	35	37
95	拉脱维亚	1907	15	24	-1.1	68	68	68	68
96	黎巴嫩	6856	21	12	2.7	87	87	87	88
97	莱索托	2125	36	6	0.9	27	28	28	26
98	利比里亚	4937	43	5	3.2	48	48	49	49

附录-1-1 续表 5

总和生育率(%)			成人识字率(%) 2007~2012	人均国民收入(美元，购买力平价)				日均<1美元(购买力平价)人口(%) 2007~2012
2000	2010	2013		2010	2011	2012	2013	
1.6	1.6	1.8	100	4990	5350	5770	7040	14.1
1.3	1.4	1.4	...	37950	40230	42230	44540	<2.0
4.7	4.2	3.9	67	1660	1810	1910	3880	...
1.3	1.5	1.5	97	27050	25100	25460	25630	<2.0
2.6	2.2	2.2	...	9890	10350	10350	11120	...
4.8	4.0	3.8	76	4650	4760	4880	7130	13.7
6.0	5.2	4.9	41	1020	1020	970	1160	40.9
5.9	5.1	4.9	55	1180	1240	1100	1240	...
2.5	2.3	2.5	85	3450	...	3340	6550	...
4.3	3.3	3.1	...	...	1180	1220	1710	...
4.0	3.1	3.0	85	3770	3820	3880	4270	16.5
1.3	1.4	1.4	99	19050	20310	20710	...	<2.0
2.0	2.1	2.1	...	27680	31020	33480	38870	<2.0
3.3	2.6	2.5	...	3550	3590	3910	5350	24.7
2.5	2.1	2.3	93	4200	4500	4730	9260	16.2
2.2	1.7	1.9	85	...	...	...	15600	...
5.0	4.7	4.0	79	3370	3750	4230	15220	3.9
1.9	2.1	2.0	...	33370	34180	35670	...	<2.0
2.9	2.9	2.9	...	27630	27110	...	32140	<2.0
1.2	1.4	1.5	99	31130	32400	32920	34100	<2.0
2.6	2.3	2.3	87	7310	...	...	8480	...
1.3	1.4	1.4	...	34640	35330	36300	37630	<2.0
3.9	3.1	3.2	96	5800	5930	5980	11660	<2.0
1.9	2.6	2.5	100	10770	11250	11780	20570	<2.0
5.0	4.7	4.4	87	1680	1710	1730	2250	...
4.3	2.9	3.0	...	3530	3300	3870	2780	...
2.4	2.3	2.6	94	...	...	...	...	...
2.7	2.7	3.1	99	2100	2180	2230	3070	5.1
4.6	2.7	3.0	...	2460	2580	2690	4570	30.3
1.2	1.5	1.6	100	16350	17700	21920	22970	<2.0
2.4	1.8	1.5	90	14080	14470	14160	17390	...
4.1	3.2	3.0	90	1960	2050	2170	3320	56.2
5.9	5.2	4.8	61	340	540	580	790	83.8

附录-1-1 续表 6

序列	国家(地区)	总人口(千人) 2019	0～14岁人口(%) 2013	60岁及以上人口(%) 2013	人口年增长率(%) 2003～2013	城镇人口(%)			
						2010	2011	2012	2013
99	利比亚	6777	30	7	1.3	78	78	78	78
100	立陶宛	2760	15	21	-1.1	67	67	67	67
101	卢森堡	616	17	19	1.7	85	85	86	90
102	马达加斯加	26969	42	5	2.8	30	33	33	34
103	马拉维	18629	45	5	2.9	20	16	16	16
104	马来西亚	31950	26	9	1.8	72	73	73	73
105	马尔代夫	531	29	7	1.8	40	41	42	43
106	马里	19658	47	4	3.1	36	35	36	38
107	马耳他	440	15	24	0.4	95	95	95	95
108	马歇尔群岛	59	30	9	0.1	72	72	...	72
109	毛里求斯	1270	20	14	0.3	42	42	42	40
110	毛里塔尼亚	4526	40	5	2.7	41	41	42	59
111	墨西哥	127576	29	10	1.2	78	78	78	79
112	密克罗尼西亚	114	35	7	-0.3	23	23	23	22
113	摩纳哥	39	18	24	1.4	100	100	...	100
114	蒙古	3225	27	6	1.4	62	69	...	70
115	黑山	628	19	19	0.1	61	63	63	64
116	摩洛哥	36472	28	8	1.1	58	57	57	59
117	莫桑比克	30366	45	5	2.6	38	31	31	32
118	缅甸	54045	25	8	0.7	34	33	33	33
119	纳米比亚	2495	36	5	1.5	38	38	39	45
120	瑙鲁	11	30	9	-0.0	100	100	...	100
121	尼泊尔	28609	35	8	1.3	19	17	17	18
122	荷兰	17097	17	23	0.4	83	83	84	89
123	新西兰	4783	20	19	1.1	86	86	86	86
124	尼加拉瓜	6546	33	7	1.3	57	58	58	58
125	尼日尔	23311	50	4	3.8	17	18	18	18
126	尼日利亚	200964	44	5	2.7	50	50	50	46
127	纽埃岛	2	30	9	-2.7	38	38	...	41
128	北马其顿(原马其顿)	2083	17	18	0.1	59	59	59	57
129	挪威	5379	19	22	1.0	79	79	80	80
130	阿曼	4975	23	4	4.2	73	73	74	77

附录-1-1　续表 7

总和生育率(%)			成人识字率(%) 2007~2012	人均国民收入(美元，购买力平价)				日均<1美元(购买力平价)人口(%) 2007~2012
2000	2010	2013		2010	2011	2012	2013	
3.2	2.6	2.4	90	...	...	...	...	...
1.3	1.5	1.5	100	17870	19640	23560	24500	<2.0
1.7	1.6	1.7	...	61790	64260	60160	...	...
5.6	4.7	4.5	65	960	950	930	1350	87.7
6.2	6.0	5.4	61	850	870	730	750	72.2
3.0	2.6	2.0	93	14220	15650	16270	22460	<2.0
2.8	1.8	2.3	...	8110	7430	7560	9890	...
5.8	6.3	6.8	33	1030	1040	1140	1540	50.6
1.6	1.3	1.4	...	24840	...	27000	28030	...
4.4	3.5	3.3	...	...	...	...	4620	...
5.1	4.5	4.7	59	1960	2400	2480	2850	23.4
2.0	1.6	1.5	89	13960	14330	15060	17220	<2.0
2.5	2.3	2.2	94	14290	15390	16450	16110	<2.0
4.3	3.5	3.3	...	3490	3580	3920	3840	...
1.2	1.5	1.5	...	...	...	...	...	...
2.2	2.5	2.4	97	3670	4290	5020	8810	...
1.8	1.7	1.7	99	12930	13700	14590	14600	<2.0
2.7	2.3	2.7	67	4600	4880	5060	7000	2.6
5.7	4.9	5.2	56	930	970	1000	1040	60.7
2.5	2.0	1.9	93	1950	...	...	...	...
4.0	3.2	3.1	89	6420	6560	7240	9590	23.5
3.5	3.1	2.9	...	...	...	...	...	...
4.0	2.7	2.3	57	1210	1260	1470	2260	23.7
1.7	1.8	1.8	...	41900	43140	43510	43210	<2.0
1.9	2.2	2.1	...	...	...	...	...	...
3.3	2.6	2.5	...	2790	3730	3890	4440	8.5
7.5	7.1	7.6	...	720	720	760	910	40.8
5.9	5.5	6.0	61	2170	2290	2450	5360	62.0
...	...	...	...	...	...	...	...	...
1.7	1.4	1.4	97	10920	11090	11540	11520	<2.0
1.8	1.9	1.9	...	56830	61460	66960	66520	<2.0
4.4	2.3	2.9	87	...	...	...	...	...

附录-1-1　续表 8

序列	国家(地区)	总人口(千人) 2019	0~14岁人口(%) 2013	60岁及以上人口(%) 2013	人口年增长率(%) 2003~2013	城镇人口(%)			
						2010	2011	2012	2013
131	巴基斯坦	216565	34	7	1.8	36	36	37	38
132	帕劳群岛	18	30	9	0.6	83	84	...	86
133	巴拿马	4246	28	10	1.8	75	75	76	66
134	巴布亚新几内亚	8776	38	5	2.3	13	12	13	13
135	巴拉圭	7045	32	8	1.8	61	62	62	59
136	秘鲁	32510	29	9	1.2	77	77	78	78
137	菲律宾	108117	34	6	1.7	49	49	49	45
138	波兰	37888	15	21	-0.0	61	61	61	61
139	葡萄牙	10226	15	25	0.2	61	61	62	62
140	卡塔尔	2832	13	2	11.9	96	99	99	99
141	韩国	51225	15	17	0.6	83	83	83	82
142	摩尔多瓦	4043	17	17	-1.1	47	48	48	45
143	罗马尼亚	19365	15	21	-0.2	57	53	53	54
144	俄罗斯	145872	16	19	-0.1	73	74	74	74
145	卢旺达	12627	43	4	2.5	19	19	19	27
146	圣基茨和尼维斯	53	26	13	1.3	32	32	...	32
147	圣卢西亚岛	183	24	12	1.2	28	18	17	19
148	圣文森特和格林纳丁斯	111	25	10	0.1	49	49	50	50
149	萨摩亚群岛	197	38	8	0.7	20	20	20	19
150	圣马力诺	34	14	27	0.9	94	94	...	94
151	圣多美和普林西比	215	42	5	2.7	62	63	63	64
152	沙特阿拉伯	34269	29	5	2.3	82	82	83	83
153	塞内加尔	16296	44	5	2.8	42	43	43	43
154	塞黑	8772	16	21	-0.6	56	56	57	55
155	塞舌尔	98	22	10	1.0	55	54	54	53
156	塞拉利昂	7813	42	4	2.6	38	39	40	39
157	新加坡	5804	16	16	2.4	100	100	100	100
158	斯洛伐克	5457	15	19	0.1	55	55	55	54
159	斯洛文尼亚	2079	14	24	0.4	50	50	50	50
160	所罗门群岛	670	40	5	2.3	19	20	21	21
161	索马里	15443	47	5	2.7	37	38	38	39
162	南非	58558	30	9	1.2	62	62	62	64

附录-1-1　续表 9

总和生育率(%)			成人识字率(%) 2007~2012	人均国民收入(美元，购买力平价)				日均<1美元 (购买力平价) 人口(%) 2007~2012
2000	2010	2013		2010	2011	2012	2013	
4.7	3.4	3.2	55	2790	2870	2880	4920	12.7
2.0	1.7	1.7	...	11000	11080	16870	14540	...
2.7	2.5	2.5	94	12770	14510	15150	19290	4.0
4.5	4.0	3.8	62	2420	2570	2740	2430	...
3.7	3.0	2.9	94	5050	5390	5720	7640	3.0
2.9	2.5	2.4	90	8930	9440	10090	11360	2.9
3.5	3.1	3.0	95	3980	4140	4380	7820	19.0
1.3	1.4	1.4	100	19060	20430	21170	22300	<2.0
1.4	1.3	1.3	95	24760	24440	24770	25360	...
3.1	2.3	2.0	96	...	86440	...	123860	...
1.4	1.3	1.3	...	29010	30370	30970	33440	...
1.6	1.5	1.5	99	3360	3640	3630	5190	<2.0
1.3	1.4	1.4	98	14060	15120	16860	18060	<2.0
1.2	1.5	1.5	100	19190	20560	22720	23200	<2.0
5.9	5.4	4.5	66	1150	1270	1320	1430	63.0
2.2	1.8	1.8	...	15850	16470	17630	20400	...
2.3	2.0	1.9	...	10520	11220	11300	10350	...
2.4	2.1	2.0	...	10830	10440	10870	10610	...
4.5	3.9	4.1	99	4270	4270	4250	4840	...
1.3	1.5	1.5	...	...	...	...	...	...
4.6	3.7	4.1	89	1920	2080	1810	2950	43.5
4.2	2.8	2.6	87	...	24700	...	53780	...
5.6	4.8	4.9	50	1910	1940	1880	2240	34.1
1.7	1.6	1.4	98	11020	11540	11430	12020	<2.0
2.2	1.9	2.2	92	21210	25140	25740	23270	<2.0
5.4	5.0	4.7	43	830	840	1340	1750	56.6
1.5	1.3	1.3	96	55790	59380	60110	76850	...
1.3	1.3	1.4	...	23100	22130	24770	25500	<2.0
1.2	1.4	1.5	100	26660	26510	27240	28130	<2.0
4.6	4.2	4.0	...	2210	2350	2130	1810	...
6.5	6.3	6.6	...	...	...	...	...	...
2.9	2.5	2.4	93	10360	10710	11010	12240	9.4

附录-1-1 续表 10

序列	国家(地区)	总人口(千人) 2019	0~14岁人口(%) 2013	60岁及以上人口(%) 2013	人口年增长率(%) 2003~2013	城镇人口(%)			
						2010	2011	2012	2013
163	南苏丹	11062	42	5	4.2	...	18	18	18
164	西班牙	46737	15	23	1.1	77	77	78	79
165	斯里兰卡	21324	25	13	0.9	14	15	15	18
166	苏丹	42813	41	5	2.4	40	33	33	34
167	苏里南	581	27	10	1.0	69	70	70	66
168	瑞典	10036	17	26	0.7	85	85	85	86
169	瑞士	8591	15	23	1.0	74	74	74	74
170	叙利亚	17070	35	6	2.4	56	56	56	57
171	塔吉克斯坦	9321	36	5	2.3	26	27	27	27
172	泰国	69626	18	15	0.4	34	34	34	48
173	东帝汶	1293	46	5	1.9	28	28	29	32
174	多哥	8082	42	4	2.6	43	38	38	39
175	汤加	104	37	8	0.5	23	23	24	24
176	特立尼达和多巴哥	1395	21	14	0.4	14	14	14	9
177	突尼斯	11695	23	11	1.1	67	66	67	67
178	土耳其	83430	26	11	1.3	70	72	72	72
179	土库曼斯坦	5942	29	7	1.2	50	49	49	49
180	图瓦卢	12	30	9	0.3	50	51	...	58
181	乌干达	44270	48	4	3.4	13	16	16	15
182	乌克兰	43994	14	21	-0.6	69	69	69	69
183	阿联酋	9771	15	1	10.2	84	84	85	85
184	英国	67530	18	23	0.6	80	80	80	82
185	坦桑尼亚	58005	45	5	2.9	26	27	27	30
186	美国	329065	20	20	0.9	82	82	83	81
187	乌拉圭	3462	22	19	0.2	92	93	93	95
188	乌兹别克斯坦	32982	29	7	1.2	36	36	36	36
189	瓦努阿图	300	37	6	2.4	26	25	25	26
190	委内瑞拉	28516	29	9	1.6	93	94	94	89
191	越南	96462	23	10	1.0	30	31	32	32
192	也门	29162	40	5	2.5	32	32	33	34
193	赞比亚	17861	47	4	2.9	36	39	40	40
194	津巴布韦	14645	40	6	1.1	38	39	39	33

附录-1-1　续表 11

总和生育率(%)			成人识字率(%) 2007～2012	人均国民收入(美元，购买力平价)				日均<1美元(购买力平价)人口(%) 2007～2012
2000	2010	2013		2010	2011	2012	2013	
...	...	4.9	...	...	...	...	2190	...
1.2	1.5	1.5	98	31640	31400	31670	31850	2.3
2.2	2.3	2.3	91	5010	5520	6030	9470	4.1
5.1	4.4	4.4	...	2030	2120	2070	2370	19.8
2.7	2.3	2.3	95	...	...	8380	15860	...
1.6	1.9	1.9	...	39730	42200	43980	44760	...
1.4	1.5	1.5	...	50170	52570	55090	56580	...
3.8	2.9	3.0	84	5120	...	5120	...	...
4.0	3.3	3.8	100	2140	2300	2180	2500	6.5
1.8	1.6	1.4	...	8190	8360	9280	13510	<2.0
7.1	6.2	5.9	58	3600	...	6230	6410	34.9
5.1	4.1	4.6	60	890	1040	900	1180	52.5
4.2	3.9	3.8	...	4580	5000	5020	5450	...
1.6	1.6	1.8	99	24040	...	22860	26210	...
2.1	2.0	2.0	79	9060	9030	9210	10960	<2.0
2.4	2.1	2.0	94	15170	16940	18190	18760	<2.0
2.8	2.4	2.3	100	7490	8690	9070	12920	<2.0
3.6	3.1	3.0	...	...	...	...	5990	...
6.8	6.1	5.9	73	1250	1310	1120	1370	37.8
1.1	1.4	1.5	100	6620	7040	7180	8960	<2.0
2.7	1.7	1.8	...	...	47890	...	...	<2.0
1.7	1.9	1.9	...	36410	36010	37340	35760	<2.0
5.7	5.5	5.2	73	1430	1500	1560	1750	43.5
2.0	2.1	2.0	...	47360	48820	52610	53960	<2.0
2.2	2.1	2.0	98	13990	14640	15310	18930	<2.0
2.8	2.4	2.3	99	3120	3420	3670	5340	...
4.5	3.9	3.4	83	4320	4330	4300	2840	...
2.8	2.5	2.4	96	12150	12430	12920	17890	...
2.3	1.8	1.7	93	3070	3250	3620	5030	2.4
6.3	5.2	4.1	65	...	2170	2310	3820	...
6.2	6.3	5.7	71	1380	1490	1590	3070	74.3
3.9	3.3	3.5	84	...	...	...	1560	...

附录-1-2　卫生经费

序列	国家(地区)	卫生总费用占GDP(%)			卫生总费用构成(%)					
					政府卫生支出			个人卫生支出		
		2000	2010	2019	2000	2010	2019	2000	2010	2019
1	阿富汗	-	8.6	13.2	-	5.5	8.2	-	79.0	79.4
2	阿尔巴尼亚	-	-	-	-	-	-	-	-	-
3	阿尔及利亚	3.5	5.1	6.2	72.0	69.5	65.0	28.0	30.5	35.0
4	安道尔	9.3	9.4	6.7	41.6	44.6	69.5	58.4	55.4	30.5
5	安哥拉	1.9	2.7	2.5	58.2	62.1	41.2	41.3	34.6	55.6
6	安提瓜和巴布达	4.5	5.2	4.4	56.2	56.9	58.4	43.8	42.9	41.5
7	阿根廷	8.5	8.6	9.5	54.7	64.6	62.4	45.2	35.0	37.4
8	亚美尼亚	4.2	9.2	11.3	22.8	18.3	12.4	64.5	78.0	86.6
9	澳大利亚	7.6	8.4	9.9	68.4	68.6	71.7	31.6	31.4	28.3
10	奥地利	9.2	10.2	10.4	74.2	72.4	73.0	25.8	27.6	27.0
11	阿塞拜疆	3.9	4.8	4.0	22.3	21.2	31.7	76.2	78.0	68.0
12	巴哈马群岛	4.0	5.9	5.8	47.5	47.3	52.0	51.9	52.2	47.5
13	巴林群岛	3.6	3.8	4.0	66.0	63.0	59.2	34.0	37.0	40.8
14	孟加拉国	2.0	2.5	2.5	28.7	21.0	18.6	63.4	69.8	75.3
15	巴巴多斯岛	5.3	6.8	6.3	51.9	53.5	44.8	48.1	44.3	54.3
16	白俄罗斯	5.5	5.7	5.9	78.7	68.0	70.4	21.2	31.5	29.5
17	比利时	7.9	10.0	10.7	74.5	77.7	76.8	25.4	22.2	23.2
18	伯利兹	4.1	5.8	6.0	50.4	66.5	69.9	43.7	29.8	27.1
19	贝宁湾	4.2	4.1	2.4	26.1	24.2	22.7	57.3	50.1	53.0
20	不丹	4.3	3.5	3.6	79.7	72.1	73.6	12.2	16.9	19.5
21	玻利维亚	4.4	5.5	6.9	55.3	58.8	71.2	38.4	36.8	27.6
22	波黑	7.7	9.0	9.1	53.3	68.1	68.7	39.6	30.4	29.7
23	博茨瓦纳	5.8	6.2	6.1	54.8	57.6	78.5	28.6	37.3	15.3
24	巴西	8.3	7.9	9.6	41.6	45.0	40.7	58.0	54.7	59.1
25	文莱	2.5	2.3	2.2	84.2	91.7	94.3	15.8	8.3	5.7
26	保加利亚	5.9	7.1	7.1	59.6	55.2	59.2	40.4	44.8	40.8
27	布基纳法索	3.3	5.9	5.5	32.6	24.9	41.8	46.1	33.6	42.4
28	布隆迪	6.2	11.3	8.0	23.7	17.6	33.4	75.6	39.5	41.0
29	佛得角	4.4	4.5	4.9	71.3	63.3	65.8	26.1	30.7	27.4
30	柬埔寨	6.5	6.9	7.0	19.8	19.7	24.3	78.1	66.4	69.2
31	喀麦隆	4.0	4.5	3.6	16.9	18.0	3.4	83.1	76.6	82.4
32	加拿大	8.3	10.7	10.8	72.9	73.8	70.2	27.1	26.2	29.8
33	中非	4.4	3.7	7.8	41.5	28.5	10.6	47.3	47.9	61.3

附录-1-2　续表 1

政府卫生支出占政府总支出(%)			社会医保支出占政府卫生支出(%)			人均卫生费用(美元)			人均政府卫生支出(美元)		
2000	2010	2019	2000	2011	2012	2000	2010	2019	2000	2010	2019
-	2.3	3.9	...	0.0	0.0	-	45.6	65.8	-	2.5	5.4
8.0	15.2	-	20.4	74.1	74.1	-	-	-	30.4	181.3	-
8.8	9.5	10.7	35.5	31.6	29.1	61.3	228.4	248.2	44.1	158.7	161.3
13.0	10.9	16.5	88.1	57.4	24.2	2050.6	3754.7	2744.2	852.4	1673.6	1906.9
2.7	4.2	5.4	0.0	0.0	0.0	13.0	96.6	71.3	7.5	60.0	29.4
11.0	13.1	11.3	0.0	11.1	7.6	444.9	631.6	760.3	250.1	359.5	444.3
17.8	16.7	15.5	59.6	64.1	52.8	705.2	891.1	946.0	386.0	576.1	589.9
3.9	6.4	5.7	0.0	0.0	0.0	26.1	297.2	524.0	5.9	54.3	65.0
15.2	16.3	16.3	0.0	0.0	0.0	1632.4	4952.8	5427.5	1116.2	3399.4	3890.5
13.4	14.0	15.7	58.6	53.6	55.1	2263.5	4796.1	5242.2	1678.7	3472.2	3827.2
4.8	3.2	3.9	0.0	0.0	0.0	25.3	279.3	193.1	5.6	59.2	61.3
16.2	17.3	15.3	1.8	2.2	0.0	1093.6	1657.6	2004.6	519.6	784.3	1041.7
10.2	8.5	7.2	0.4	1.6	1.5	485.7	796.3	940.4	320.7	501.4	556.8
5.2	4.4	3.0	0.0	0.0	0.0	8.3	20.2	45.9	2.4	4.2	8.5
12.3	10.4	10.6	0.0	0.2	0.2	604.5	1097.6	1143.3	313.5	586.7	512.6
12.1	8.7	11.0	0.0	0.0	0.0	57.3	341.8	399.4	45.1	232.6	281.1
12.1	14.5	15.7	85.4	86.2	85.5	1845.3	4449.5	4960.4	1375.3	3458.6	3808.4
6.6	13.1	12.2	0.0	13.5	13.9	139.3	250.3	293.4	70.2	166.5	205.0
5.2	5.1	3.7	0.5	0.4	0.1	15.8	31.0	29.1	4.1	7.5	6.6
7.6	5.6	10.4	0.0	0.0	0.0	31.8	69.8	116.0	25.4	50.3	85.3
8.3	9.7	13.7	62.0	42.9	50.9	44.3	103.1	245.9	24.5	60.6	175.2
7.3	12.4	15.4	97.7	90.1	91.0	113.0	415.9	553.8	60.3	283.0	380.6
8.2	8.1	14.3	0.0	...	0.0	195.1	393.1	481.5	107.0	226.2	378.1
10.1	9.2	10.5	0.0	0.0	0.0	311.7	891.8	853.4	129.8	401.5	347.7
5.7	5.8	6.8	0.0	...	0.0	508.4	803.5	671.6	427.9	737.1	633.4
8.5	10.9	11.6	12.0	68.4	76.4	94.5	484.8	697.9	56.3	267.8	412.9
4.8	6.0	9.6	0.8	0.2	0.2	7.5	33.9	42.3	2.5	8.5	17.7
5.9	4.9	8.5	29.5	12.4	13.6	8.4	26.1	20.6	2.0	4.6	6.9
7.5	7.2	10.4	34.9	25.2	29.6	62.0	148.2	177.9	44.2	93.8	117.0
8.6	6.5	7.0	0.0	...	0.0	19.7	54.3	113.3	3.9	10.7	27.5
4.4	5.1	0.6	3.9	2.6	2.6	26.3	59.0	54.0	4.5	10.6	1.8
14.8	18.3	18.6	1.9	2.0	1.9	1998.6	5044.1	5048.4	1456.0	3721.8	3542.3
10.9	5.7	4.8	0.0	...	0.0	10.4	16.7	37.2	4.3	4.8	3.9

附录-1-2 续表 2

序列	国家(地区)	卫生总费用占GDP(%)			卫生总费用构成(%)					
					政府卫生支出			个人卫生支出		
		2000	2010	2019	2000	2010	2019	2000	2010	2019
34	乍得	5.5	4.1	4.4	38.0	21.0	17.3	58.5	73.1	62.3
35	智利	7.0	6.8	9.3	35.8	47.1	50.9	46.7	41.0	49.1
36	中国	4.5	4.2	5.4	22.0	51.9	56.0	78.0	48.0	44.0
37	哥伦比亚	5.7	7.1	7.7	74.5	72.2	71.9	23.5	25.1	28.1
38	科摩罗	12.2	8.5	5.2	13.0	9.1	16.1	83.1	80.3	66.4
39	刚果	1.7	2.0	2.1	34.2	44.7	37.6	54.3	43.5	54.1
40	库克岛	3.2	3.5	3.1	92.9	87.9	87.6	7.1	5.8	12.4
41	哥斯达黎加	6.6	8.1	7.3	64.9	72.3	72.5	33.2	26.7	27.5
42	科特迪瓦	5.6	6.1	3.3	14.5	13.3	29.1	74.7	76.1	55.7
43	克罗地亚	7.7	8.1	7.0	85.0	83.4	81.5	15.0	16.6	18.5
44	古巴	6.6	10.7	11.3	83.7	90.8	89.3	16.2	9.2	10.6
45	塞浦路斯	5.3	6.3	7.0	41.1	47.8	56.0	58.4	51.3	43.3
46	捷克	5.7	6.9	7.8	88.7	83.1	81.5	11.3	16.9	18.5
47	朝鲜	-	-	-	-	-	-	-	-	-
48	刚果民主共和国	1.6	4.0	3.5	4.0	10.3	15.8	70.0	44.9	45.4
49	丹麦	8.1	10.3	10.0	83.1	83.9	83.3	16.9	16.1	16.7
50	吉布提	4.1	4.3	1.8	48.0	60.7	53.7	52.0	29.5	25.6
51	多米尼加	5.2	5.6	5.5	62.5	58.9	64.5	34.5	36.9	34.8
52	多米尼加共和国	4.9	5.6	5.9	35.0	45.1	44.9	63.1	54.3	54.3
53	厄瓜多尔	3.3	7.1	7.8	29.0	44.8	61.8	68.2	54.5	38.1
54	埃及	4.9	4.2	4.7	35.2	32.9	27.8	64.8	66.4	71.2
55	萨尔瓦多	8.9	8.2	7.2	44.2	54.0	63.5	54.6	37.0	35.9
56	赤道几内亚	2.3	1.8	3.1	13.7	24.9	21.3	83.3	70.7	77.8
57	厄立特里亚	4.5	3.5	4.5	35.6	15.3	17.6	63.8	52.8	43.2
58	爱沙尼亚	5.2	6.3	6.7	75.9	74.2	74.4	24.1	24.0	25.6
59	斯瓦蒂尼(原斯威士兰)	4.6	8.6	6.8	52.3	49.2	50.7	43.6	25.2	23.2
60	埃塞俄比亚	4.4	5.5	3.2	41.2	17.3	22.7	42.5	48.3	43.2
61	斐济	3.7	3.7	3.8	76.8	63.9	65.4	15.3	29.8	27.4
62	芬兰	6.8	8.9	9.2	74.3	77.3	80.2	24.8	21.5	19.8

附录-1-2 续表 3

政府卫生支出占政府总支出(%)			社会医保支出占政府卫生支出(%)			人均卫生费用(美元)			人均政府卫生支出(美元)		
2000	2010	2019	2000	2011	2012	2000	2010	2019	2000	2010	2019
11.4	3.5	5.2	0.0	...	0.0	10.3	36.5	29.9	3.9	7.7	5.2
11.0	13.7	18.1	19.3	11.4	9.2	358.8	871.3	1375.8	128.4	410.4	700.5
6.1	8.8	8.8	57.2	67.0	67.9	42.4	187.7	535.1	9.3	97.4	299.6
14.9	17.3	16.9	66.8	83.4	84.0	130.3	441.3	495.3	97.1	318.7	356.1
9.7	3.5	4.1	0.0	0.0	0.0	45.6	67.1	72.3	5.9	6.1	11.6
2.3	3.6	3.5	0.0	0.0	0.0	16.9	55.4	48.6	5.8	24.8	18.3
9.6	9.3	7.9	0.0	0.0	0.0	162.7	478.0	662.2	151.1	420.4	580.3
25.3	31.7	24.1	80.7	81.0	79.3	251.1	665.3	921.6	163.0	481.1	668.5
4.6	4.1	5.5	2.0	6.3	6.6	36.0	74.4	75.1	5.2	9.9	21.8
14.6	14.1	12.1	97.6	94.3	93.5	371.1	1126.4	1040.1	315.5	939.5	848.1
10.8	13.9	15.9	0.0	...	0.0	180.4	606.7	1031.9	151.0	550.7	921.4
6.3	7.1	9.9	0.0	1.6	1.5	750.5	1959.3	1996.5	308.3	935.7	1118.1
12.4	13.2	15.4	89.5	92.3	92.7	342.9	1373.9	1844.2	304.2	1142.0	1503.0
-	-	-	...	...	...	-	-	-	-	-	-
2.5	2.5	4.4	0.0	...	0.0	20.2	12.9	20.6	0.8	1.3	3.3
12.8	15.3	16.8	0.0	0.0	0.0	2496.0	6011.5	6003.3	2074.4	5042.5	5000.2
6.1	7.0	4.3	11.3	9.5	9.5	32.0	55.5	61.8	15.3	33.7	33.2
8.4	8.3	7.6	0.0	0.8	0.1	250.7	384.9	440.2	156.8	226.8	283.7
11.8	15.9	16.3	17.0	25.8	41.8	138.6	303.6	491.1	48.6	136.9	220.5
4.1	9.2	13.3	28.0	34.5	33.1	48.1	331.7	486.5	13.9	148.7	300.5
6.7	4.4	4.7	24.3	19.4	20.8	72.5	111.4	149.8	25.5	36.7	41.6
18.5	17.7	16.9	49.3	42.5	43.1	179.3	246.5	300.1	79.2	133.0	190.5
1.4	1.5	3.9	0.0	0.0	0.0	43.7	311.6	254.9	6.0	77.7	54.2
2.1	1.5	2.4	0.0	0.0	0.0	9.3	16.7	25.3	3.3	2.5	4.5
10.8	11.6	12.9	86.4	86.4	86.6	209.7	926.5	1598.8	159.2	687.4	1189.8
9.8	13.8	10.0	0.0	0.0	0.0	75.5	317.0	264.1	39.5	156.0	134.0
7.0	5.1	4.8	0.0	0.0	0.0	5.4	16.7	26.7	2.2	2.9	6.1
10.6	8.6	8.3	0.0	0.0	0.0	77.0	135.2	235.7	59.2	86.4	154.1
10.6	12.5	13.8	19.5	19.0	19.1	1655.9	4099.6	4450.3	1229.7	3167.4	3567.7

附录-1-2 续表 4

序列	国家(地区)	卫生总费用占GDP(%)			卫生总费用构成(%)					
					政府卫生支出			个人卫生支出		
		2000	2010	2019	2000	2010	2019	2000	2010	2019
63	法国	9.6	11.2	11.1	78.9	76.3	75.3	21.1	23.7	24.7
64	加蓬	2.9	2.5	2.8	36.6	63.6	60.3	61.3	35.3	39.1
65	冈比亚	2.7	3.4	3.8	23.5	32.1	27.3	57.4	33.3	27.5
66	格鲁吉亚	7.4	9.5	6.7	11.4	21.3	40.8	81.4	75.1	58.7
67	德国	9.8	11.0	11.7	78.3	75.8	77.7	21.7	16.7	22.3
68	加纳	2.8	4.6	3.4	27.4	51.7	40.2	60.8	39.4	48.5
69	希腊	-	9.6	7.8	-	68.3	48.1	-	31.7	51.7
70	格林纳达	5.3	6.2	5.0	33.5	41.0	41.4	64.2	53.2	58.5
71	危地马拉	5.7	6.1	6.2	35.4	33.7	38.4	61.9	63.7	60.7
72	几内亚	3.5	3.0	4.0	8.7	12.0	22.5	53.2	66.0	66.7
73	几内亚比绍	7.7	6.6	8.4	45.1	18.3	6.4	36.2	47.2	68.3
74	圭亚那	3.9	5.5	4.9	53.2	30.9	59.5	46.4	39.8	37.9
75	海地	6.9	8.1	4.7	21.8	17.9	11.0	46.7	36.0	48.5
76	洪都拉斯	6.4	8.7	7.3	47.1	42.4	39.2	50.0	50.1	58.2
77	匈牙利	6.8	7.5	6.4	68.8	66.6	68.0	31.2	33.4	32.0
78	冰岛	9.0	8.5	8.6	80.6	80.4	82.9	19.4	19.6	17.1
79	印度	4.0	3.3	3.0	20.7	26.2	32.8	76.6	72.8	66.4
80	印尼	1.9	3.0	2.9	28.7	25.7	48.9	68.4	73.0	50.5
81	伊朗	4.7	6.8	6.7	37.7	32.4	49.5	62.3	67.6	50.5
82	伊拉克	-	3.2	4.5	-	73.9	49.4	-	26.1	50.1
83	爱尔兰	5.9	10.5	6.7	77.5	76.2	74.6	22.5	23.8	25.4
84	以色列	6.8	7.0	7.5	63.1	62.8	64.8	34.6	35.9	33.1
85	意大利	7.6	9.0	8.7	72.6	78.5	73.9	27.4	21.5	26.1
86	牙买加	5.8	5.0	6.1	55.3	60.7	65.3	42.4	36.7	33.2
87	日本	7.2	9.2	10.7	80.4	81.9	83.9	19.6	18.1	16.1
88	约旦	9.6	8.4	7.6	45.0	66.7	51.2	52.4	28.8	45.7
89	哈萨克斯坦	4.2	2.7	2.8	50.9	68.2	59.9	49.1	31.3	40.1
90	肯尼亚	4.6	6.1	4.6	28.6	29.0	46.0	59.0	42.2	35.5
91	基里巴斯	8.6	9.2	10.3	96.7	91.4	82.3	3.3	3.4	2.9
92	科威特	2.5	2.8	5.5	75.9	84.6	87.0	24.1	15.4	13.0
93	吉尔吉斯	4.4	7.0	4.5	48.4	49.1	51.4	51.6	43.1	46.3
94	老挝	4.3	2.9	2.6	28.8	20.7	36.9	61.3	62.6	41.9
95	拉脱维亚	5.4	6.1	6.6	50.8	60.2	60.6	49.2	39.8	39.2

附录-1-2　续表 5

政府卫生支出占政府总支出(%)			社会医保支出占政府卫生支出(%)			人均卫生费用(美元)			人均政府卫生支出(美元)		
2000	2010	2019	2000	2011	2012	2000	2010	2019	2000	2010	2019
14.6	15.1	15.1	94.3	92.3	95.1	2156.5	4593.4	4491.7	1701.0	3506.9	3382.8
5.2	6.8	9.6	14.5	27.1	27.1	127.4	216.7	215.0	46.6	137.7	129.7
6.9	7.8	4.4	0.0	0.0	0.0	23.0	32.3	29.7	5.4	10.4	8.1
4.9	6.2	9.4	46.0	68.8	68.8	47.9	262.5	291.1	5.5	56.0	118.8
17.2	17.6	20.1	87.3	88.6	88.8	2334.7	4597.2	5440.3	1827.6	3482.5	4228.5
6.0	11.9	6.5	0.0	21.6	22.2	17.2	80.9	75.3	4.7	41.9	30.3
-	12.4	7.9	45.9	64.0	57.8	-	2573.7	1500.6	-	1757.0	722.2
6.8	9.0	9.4	0.0	0.4	0.6	272.4	456.2	534.3	91.2	187.1	221.1
14.1	14.2	17.7	51.2	41.8	52.5	84.0	173.8	271.0	29.8	58.5	104.1
2.4	1.8	6.2	1.1	4.5	4.5	15.9	19.2	43.0	1.4	2.3	9.7
13.7	5.9	2.8	5.4	1.5	1.5	22.5	36.3	62.6	10.1	6.7	4.0
6.8	5.5	10.3	7.1	2.7	2.6	58.0	165.3	325.9	30.9	51.2	193.7
13.9	6.4	5.4	0.0	0.0	0.0	29.5	54.6	57.0	6.4	9.8	6.3
13.7	14.0	11.1	13.7	26.2	29.6	70.8	168.6	187.6	33.3	71.4	73.5
9.9	10.2	9.4	83.9	83.7	83.3	313.1	983.1	1062.4	215.6	655.0	722.2
17.6	14.4	16.4	33.4	36.1	35.8	2873.8	3644.8	6275.0	2315.5	2931.4	5201.2
3.3	3.1	3.4	17.4	15.8	6.5	18.6	45.3	63.8	3.8	11.9	20.9
3.6	4.5	8.7	6.3	18.2	17.6	16.2	92.2	120.1	4.6	23.7	58.8
11.0	11.9	21.4	57.8	50.2	47.2	80.2	440.9	470.4	30.3	142.6	232.9
-	4.8	6.0	0.0	0.0	0.0	-	145.5	253.3	-	107.5	125.1
14.8	12.3	20.3	1.2	0.5	0.2	1561.0	5128.5	5428.6	1210.0	3906.8	4048.5
8.9	10.7	12.1	72.5	71.5	71.8	1496.9	2211.0	3456.4	944.6	1388.6	2239.0
11.8	14.1	13.2	0.1	0.2	0.4	1520.5	3214.5	2905.5	1104.4	2521.9	2147.7
11.8	9.0	13.3	0.0	0.3	0.2	195.5	234.9	327.4	108.0	142.7	213.6
15.3	18.9	24.2	84.9	87.6	87.0	2740.5	4060.2	4360.5	2204.2	3326.4	3656.6
12.7	17.0	12.8	9.7	28.2	6.3	159.8	308.7	334.0	71.9	205.9	171.0
9.2	8.3	8.3	0.0	...	0.0	50.5	247.4	273.0	25.7	168.7	163.6
7.1	7.3	8.3	10.9	13.1	13.1	20.9	59.2	83.4	6.0	17.1	38.4
11.4	10.3	7.4	0.0	0.0	0.0	68.9	139.9	172.3	66.6	127.9	141.8
5.2	5.2	8.9	0.0	0.0	0.0	462.6	1061.4	1758.7	351.3	898.4	1529.4
7.1	9.2	7.1	10.0	64.1	64.1	12.3	61.5	62.1	5.9	30.2	32.0
6.2	2.7	4.7	1.2	4.9	4.2	14.4	35.0	68.2	4.1	7.3	25.2
7.4	8.1	10.4	0.0	...	0.0	181.6	689.1	1166.8	92.2	414.7	706.6

附录-1-2　续表 6

序列	国家(地区)	卫生总费用占GDP(%)			卫生总费用构成(%)					
					政府卫生支出			个人卫生支出		
		2000	2010	2019	2000	2010	2019	2000	2010	2019
96	黎巴嫩	10.8	7.4	8.7	29.8	40.3	49.0	70.1	58.9	50.1
97	莱索托	5.9	7.6	11.3	50.2	57.9	43.5	49.2	24.4	14.2
98	利比里亚	4.0	8.8	8.5	18.5	8.9	16.1	72.6	54.9	59.2
99	利比亚	3.4	3.6	-	48.7	69.9	-	51.3	30.0	-
100	立陶宛	6.2	6.8	7.0	67.3	71.1	65.1	32.7	28.7	34.6
101	卢森堡	5.9	7.0	5.4	83.2	85.9	85.9	16.8	14.1	12.8
102	马达加斯加	5.2	5.3	3.7	40.3	40.1	32.2	45.4	43.9	39.6
103	马拉维	3.4	7.2	7.4	37.6	22.0	32.6	20.6	15.2	23.8
104	马来西亚	2.6	3.2	3.8	46.7	52.8	52.2	53.3	47.2	47.8
105	马尔代夫	7.7	8.5	8.0	33.1	53.0	79.3	66.9	43.7	19.1
106	马里	5.6	4.6	3.9	23.5	14.3	33.7	68.6	59.2	32.9
107	马耳他	6.6	8.2	8.2	71.8	64.6	63.1	27.8	35.4	36.9
108	马歇尔群岛	19.7	15.2	16.3	50.3	28.5	41.2	13.3	18.8	15.8
109	毛里求斯	2.9	4.6	3.3	53.5	44.1	37.5	46.2	54.0	50.7
110	毛里塔尼亚	4.7	3.4	6.2	13.9	27.7	47.0	81.8	66.3	52.7
111	墨西哥	4.4	6.0	5.4	45.2	48.6	49.3	54.8	51.4	50.7
112	密克罗尼西亚	7.8	13.1	11.4	22.5	17.5	28.3	5.3	3.5	2.9
113	摩纳哥	1.7	2.3	1.5	80.0	81.4	85.0	20.0	18.6	15.0
114	蒙古	4.9	3.7	3.8	74.3	65.4	56.7	24.6	30.3	38.3
115	黑山	-	-	8.3	-	-	60.8	-	-	39.2
116	摩洛哥	4.0	5.9	5.3	24.6	39.9	39.9	75.0	59.7	59.4
117	莫桑比克	3.9	5.1	7.8	74.7	13.1	21.3	17.7	9.7	16.0
118	缅甸	1.8	1.8	4.7	13.2	9.8	15.8	85.7	80.7	76.0
119	纳米比亚	9.8	9.7	8.5	49.7	41.0	46.9	45.2	44.7	48.5
120	瑙鲁	13.5	10.4	9.8	80.5	57.7	86.3	7.0	6.2	4.6
121	尼泊尔	3.6	5.0	4.5	15.5	18.1	24.8	63.0	68.0	63.3
122	荷兰	7.7	10.2	10.1	69.0	67.3	65.9	31.0	16.6	34.1
123	新西兰	7.5	9.6	9.7	74.5	78.3	75.6	25.5	21.7	24.4
124	尼加拉瓜	5.2	7.0	8.4	49.2	41.9	60.9	47.4	43.4	36.4
125	尼日尔	7.2	6.9	5.7	21.3	26.1	35.7	69.8	61.6	49.1
126	尼日利亚	3.2	3.3	3.0	18.3	13.6	16.0	64.7	80.1	71.3
127	纽埃岛	8.3	10.3	5.3	94.2	84.4	98.7	1.5	1.2	1.3
128	北马其顿(原马其顿)	8.9	6.7	10.5	53.1	60.6	85.8	42.9	38.7	14.2

附录-1-2　续表 7

政府卫生支出占政府总支出(%)			社会医保支出占政府卫生支出(%)			人均卫生费用(美元)			人均政府卫生支出(美元)		
2000	2010	2019	2000	2011	2012	2000	2010	2019	2000	2010	2019
7.5	10.3	13.4	46.3	49.7	39.4	569.6	659.4	663.1	169.9	266.0	324.8
7.7	8.6	8.8	0.0	0.0	0.0	28.5	92.6	124.2	14.3	53.6	54.1
5.0	3.2	4.1	0.0	0.0	0.0	12.2	44.5	52.6	2.3	4.0	8.5
6.0	4.3	-	0.0	...	0.0	244.8	400.9	-	119.2	280.4	-
10.6	11.5	13.2	88.3	84.9	85.1	217.2	805.2	1370.0	146.1	572.4	891.7
13.0	13.7	10.9	71.0	80.5	83.6	2894.0	7452.2	6220.7	2408.7	6402.0	5341.8
11.5	15.2	8.0	0.0	...	0.0	12.9	22.0	19.9	5.2	8.8	6.4
7.1	5.8	8.7	0.0	0.0	0.0	8.9	33.2	30.4	3.4	7.3	9.9
4.6	6.3	8.5	0.7	0.9	0.9	111.4	292.9	436.6	52.0	154.7	227.9
8.8	13.6	19.2	0.0	22.2	56.5	221.1	602.7	854.4	73.3	319.2	679.4
6.8	3.3	5.7	1.5	0.7	0.7	15.0	32.6	34.3	3.6	4.7	11.5
11.8	12.9	14.1	0.0	...	2.7	647.1	1733.7	2531.9	464.6	1119.5	1597.7
17.1	7.7	10.5	35.0	15.2	14.1	423.4	488.6	664.3	213.0	139.1	273.5
2.5	4.2	7.0	7.7	11.1	15.1	22.2	41.1	57.9	3.1	11.4	21.7
6.9	8.3	10.2	0.0	...	0.0	119.0	367.1	686.0	63.7	162.1	322.7
9.9	10.5	10.3	67.6	55.7	55.1	309.6	538.7	540.4	140.0	262.1	266.5
2.6	3.4	5.4	21.4	17.1	18.5	168.4	375.7	415.2	37.9	65.6	117.6
6.9	9.2	5.7	98.1	98.7	98.7	1410.9	3369.2	2905.8	1129.2	2744.2	2468.9
12.3	7.7	6.8	24.1	21.5	21.2	27.0	99.1	163.4	20.1	64.8	92.6
-	-	11.3	99.0	89.3	89.3	-	-	735.2	-	-	447.2
4.0	7.5	7.1	0.0	24.5	24.5	53.6	168.7	174.2	13.2	67.3	69.5
13.8	2.2	5.6	0.3	33.1	22.8	10.5	21.5	39.5	7.8	2.8	8.4
1.3	1.2	3.6	2.9	3.0	3.0	3.4	15.1	60.0	0.4	1.5	9.5
16.0	11.9	10.7	1.8	2.5	2.5	200.7	504.6	427.3	99.8	207.0	200.4
9.7	7.3	6.8	0.0	0.0	0.0	292.0	650.2	1049.5	235.1	375.1	905.8
4.3	4.8	4.0	0.0	0.0	0.0	8.6	30.0	53.3	1.3	5.4	13.2
12.6	14.3	16.0	93.9	90.5	91.2	2023.1	5186.6	5335.3	1396.7	3488.7	3515.8
14.7	17.6	18.7	0.0	9.4	10.4	1053.9	3216.2	4211.1	785.1	2517.4	3181.9
10.2	13.2	18.3	27.0	35.2	37.0	53.3	107.6	160.8	26.2	45.1	97.9
8.4	8.7	9.4	3.3	1.7	1.7	10.6	23.9	31.4	2.2	6.2	11.2
2.4	2.7	3.8	0.0		0.0	17.7	76.7	71.5	3.2	10.4	11.4
6.6	6.9	4.8	0.0	0.0	0.0	332.7	1361.5	1011.7	313.4	1149.0	998.1
14.7	12.5	17.5	97.4	91.9	91.7	2948.9	...	8007.4	87.4	184.9	6872.0

附录-1-2 续表 8

序列	国家(地区)	卫生总费用占GDP(%)			卫生总费用构成(%)					
					政府卫生支出			个人卫生支出		
		2000	2010	2019	2000	2010	2019	2000	2010	2019
129	挪威	7.7	8.9	7.3	81.7	84.7	59.0	18.3	15.3	41.0
130	阿曼	3.1	2.8	4.1	81.8	82.7	86.4	18.2	17.3	13.6
131	巴基斯坦	2.9	2.6	3.4	35.1	22.0	32.0	64.1	73.0	60.9
132	帕劳群岛	8.9	11.6	15.2	53.1	35.4	45.0	21.3	28.8	28.7
133	巴拿马	7.0	7.2	7.6	67.4	66.6	66.1	32.0	31.9	33.8
134	巴布亚新几内亚	2.0	2.1	2.3	84.3	61.7	57.7	9.4	12.3	9.9
135	巴拉圭	5.5	4.6	7.2	42.2	46.1	46.0	54.5	52.9	54.0
136	秘鲁	4.5	4.7	5.2	50.3	51.5	62.9	49.4	46.6	36.9
137	菲律宾	3.2	4.3	4.1	44.4	31.9	40.6	52.1	66.3	59.0
138	波兰	5.3	6.4	6.5	68.2	71.4	71.4	31.8	28.6	28.6
139	葡萄牙	8.4	9.8	9.5	70.4	69.7	60.9	29.5	30.2	39.0
140	卡塔尔	2.0	1.8	2.9	59.5	71.0	72.8	40.5	29.0	27.2
141	韩国	4.0	6.2	8.2	50.3	59.0	59.5	46.1	39.4	40.5
142	摩尔多瓦	4.9	10.1	6.4	49.0	45.9	59.7	47.2	42.2	36.9
143	罗马尼亚	4.2	5.8	5.7	79.3	79.9	80.1	20.7	20.0	19.9
144	俄罗斯	5.0	5.0	5.7	59.4	61.4	61.2	40.4	38.6	38.9
145	卢旺达	4.3	8.6	6.4	18.1	25.0	40.0	35.4	23.5	26.3
146	圣基茨和尼维斯	4.7	5.3	5.4	41.9	37.6	49.3	58.1	60.9	50.7
147	圣卢西亚岛	5.4	5.4	4.3	34.4	35.9	47.5	65.6	61.9	51.6
148	圣文森特和格林纳丁斯	4.3	4.6	4.8	69.9	59.2	66.3	30.1	35.6	32.1
149	萨摩亚群岛	4.4	5.5	6.4	83.6	75.3	72.6	12.1	13.6	10.8
150	圣马力诺	5.3	6.6	6.4	70.5	80.9	82.2	29.5	19.1	17.8
151	圣多美和普林西比	10.5	6.8	5.5	32.8	29.9	47.3	40.6	23.3	19.2
152	沙特阿拉伯	4.2	3.6	5.7	72.1	61.9	69.2	27.9	38.1	30.8
153	塞内加尔	3.6	4.0	4.1	35.4	28.9	25.0	60.6	58.8	57.0
154	塞黑	6.5	9.5	8.7	65.4	61.0	58.4	34.6	38.1	40.0
155	塞舌尔	4.6	4.8	5.2	82.1	64.3	72.7	17.9	33.6	27.3
156	塞拉利昂	11.5	10.9	8.8	18.0	11.6	14.0	76.2	64.2	56.0
157	新加坡	3.4	3.2	4.1	36.3	35.9	50.2	63.7	57.6	49.8
158	斯洛伐克	5.3	7.8	7.0	88.4	71.6	78.8	11.6	28.4	21.2
159	斯洛文尼亚	7.8	8.6	8.5	71.4	72.4	72.4	28.6	27.6	27.6
160	所罗门群岛	5.3	7.3	4.8	93.3	58.7	74.7	4.2	4.6	3.4
161	索马里	-	-	-	-	-	-	-	-	-

附录-1-2　续表 9

政府卫生支出占政府总支出(%)			社会医保支出占政府卫生支出(%)			人均卫生费用(美元)			人均政府卫生支出(美元)		
2000	2010	2019	2000	2011	2012	2000	2010	2019	2000	2010	2019
15.0	16.8	13.6	17.1	12.2	12.8	164.5	7859.5	436.9	2408.8	6655.5	257.6
7.0	6.7	8.0	0.0	...	0.0	263.5	529.1	624.7	215.4	437.6	540.1
5.9	2.8	4.9	5.8	3.1	2.9	16.0	26.6	39.5	5.6	5.8	12.6
8.2	8.5	15.8	0.0	0.0	0.0	675.7	1037.8	2355.7	359.0	367.0	1059.8
19.8	19.2	22.7	50.0	35.6	33.1	286.1	579.5	1192.8	192.7	386.0	788.6
8.3	7.1	6.4	0.0	0.0	0.0	18.7	42.3	65.1	15.8	26.1	37.5
6.8	9.0	14.4	52.4	34.8	35.4	91.9	202.9	388.4	38.8	93.6	178.7
10.6	11.6	15.4	45.3	52.2	37.2	89.5	239.3	370.1	45.0	123.2	232.8
6.5	7.2	7.6	14.7	24.6	36.5	32.8	91.8	142.1	14.6	29.3	57.7
8.6	10.0	11.0	82.6	85.4	86.2	238.0	809.2	1014.0	162.3	577.4	723.9
13.8	13.2	13.7	1.7	1.9	1.7	967.1	2213.1	2221.4	681.1	1543.1	1353.0
3.9	4.1	6.5	0.0	0.0	0.0	602.3	1257.9	1807.2	358.5	893.0	1314.9
8.1	11.8	14.3	77.3	78.9	77.8	473.9	1374.3	2624.5	238.5	810.8	1562.4
8.5	13.6	12.1	0.0	84.9	85.0	21.4	198.3	284.3	10.5	90.9	169.7
8.7	11.5	12.7	81.9	82.1	83.0	69.9	472.2	738.6	55.4	377.3	591.9
9.7	8.6	10.2	40.3	47.1	38.9	95.4	567.4	653.4	56.6	348.3	399.6
3.5	8.6	8.9	6.4	10.5	10.5	9.2	48.7	51.4	1.7	12.2	20.5
5.8	5.9	7.4	0.5	0.3	0.2	445.4	789.4	1087.8	186.7	296.7	535.8
8.1	7.0	8.2	4.9	4.3	3.3	288.9	434.0	502.2	99.4	156.0	238.3
11.7	8.2	10.1	0.0	0.0	0.2	157.8	283.6	354.8	110.3	168.0	235.3
11.8	10.4	11.0	0.3	0.5	0.0	63.0	192.5	271.9	52.6	145.0	197.5
11.8	13.1	23.4	100.0	85.0	73.5	1935.0	4001.8	3050.9	1363.7	3235.5	2508.5
31.9	4.1	10.8	0.0	0.0	0.0	58.2	77.3	108.5	19.1	23.1	51.3
9.2	6.8	10.9	0.0	...	0.0	384.4	702.6	1316.3	277.0	435.1	910.5
9.0	5.4	4.3	7.4	4.0	5.1	21.5	50.2	59.1	7.6	14.5	14.8
13.6	13.6	12.4	92.2	93.2	93.4	56.5	545.3	641.0	37.0	332.7	374.1
6.8	9.0	10.2	0.0	5.2	0.0	349.3	512.3	839.8	286.8	329.6	610.8
12.7	6.3	7.2	0.0	0.0	0.0	23.4	43.7	46.2	4.2	5.1	6.5
6.7	7.5	15.3	4.8	15.5	14.1	820.7	1513.6	2632.7	298.2	543.1	1321.7
9.0	13.3	12.7	94.4	89.6	90.0	203.5	1295.3	1342.1	180.0	927.3	1057.8
12.0	12.6	13.8	93.7	93.4	91.3	796.6	2015.2	2219.1	568.7	1458.3	1606.0
23.1	7.5	7.9	0.0	0.0	0.0	48.5	93.7	111.9	45.2	55.0	83.6
-	-	...	...	...	...	-	-	-	-	-	-

附录-1-2　续表 10

序列	国家(地区)	卫生总费用占GDP(%)			卫生总费用构成(%)					
					政府卫生支出			个人卫生支出		
		2000	2010	2019	2000	2010	2019	2000	2010	2019
162	南非	7.4	7.4	9.1	36.8	52.8	58.8	61.7	44.2	40.1
163	南苏丹	-	-	6.0	-	-	16.3	-	-	28.7
164	西班牙	6.8	9.0	9.1	71.4	74.8	70.6	28.6	25.2	29.4
165	斯里兰卡	4.2	3.9	4.1	53.6	40.4	47.2	45.5	58.4	51.4
166	苏丹	3.6	5.1	4.6	33.8	32.5	22.7	66.2	64.4	70.8
167	苏里南	6.3	5.0	9.7	48.4	42.4	72.0	37.2	51.2	27.4
168	瑞典	7.4	8.5	10.9	84.5	81.9	84.9	15.5	18.1	15.1
169	瑞士	9.8	10.7	11.3	28.0	31.1	32.1	44.4	38.2	67.9
170	叙利亚	4.3	3.3	-	35.5	44.8	-	64.3	54.0	-
171	塔吉克斯坦	4.3	5.7	7.1	20.8	20.6	27.3	79.1	70.5	71.4
172	泰国	3.1	3.4	3.8	55.2	73.8	71.7	42.0	23.6	28.2
173	东帝汶	-	1.4	7.2	-	50.8	55.9	-	11.7	13.1
174	多哥	3.3	5.9	5.7	11.9	26.4	15.1	83.6	67.7	75.8
175	汤加	2.9	4.7	5.0	76.2	57.4	58.1	22.7	17.4	13.7
176	特立尼达和多巴哥	4.2	5.1	7.0	37.0	48.2	46.0	63.0	51.6	54.0
177	突尼斯	5.0	5.9	7.0	52.7	55.8	57.1	47.2	43.0	42.5
178	土耳其	4.6	5.1	4.3	61.7	78.0	77.9	38.3	22.0	22.1
179	土库曼斯坦	6.9	5.0	6.6	46.6	24.1	18.0	53.3	75.7	81.9
180	图瓦卢	24.2	16.4	24.0	99.5	85.0	74.3	0.5	3.1	2.4
181	乌干达	7.6	10.5	3.8	24.8	13.6	15.1	47.8	36.4	42.9
182	乌克兰	5.3	6.8	7.1	47.3	54.1	44.8	52.5	45.1	54.5
183	阿联酋	2.4	3.9	4.3	68.8	70.9	52.3	31.2	29.1	47.7
184	英国	6.0	8.4	10.2	81.7	84.8	79.5	18.2	15.2	20.5
185	坦桑尼亚	3.4	5.3	3.8	21.8	27.8	40.9	40.5	32.8	23.0
186	美国	12.5	16.4	16.8	44.2	48.5	50.8	55.8	51.5	49.2
187	乌拉圭	10.0	8.6	9.4	41.5	60.0	66.6	58.4	40.0	33.4
188	乌兹别克斯坦	5.4	5.6	5.6	47.0	48.0	41.6	53.0	50.2	58.4
189	瓦努阿图	3.3	3.4	3.4	74.5	55.0	57.1	10.6	12.1	11.7
190	委内瑞拉	7.3	6.8	5.4	45.9	37.9	46.0	54.1	62.1	53.9
191	越南	4.8	6.0	5.3	34.9	39.6	43.8	51.6	54.3	55.2
192	也门	4.7	5.2	-	50.8	22.5	-	46.0	75.1	-
193	赞比亚	7.2	3.7	5.3	44.5	22.6	40.1	52.5	31.8	16.2
194	津巴布韦	-	10.7	7.7	-	25.8	17.6	-	47.2	52.8

附录-1-2　续表 11

政府卫生支出占政府总支出(%)			社会医保支出占政府卫生支出(%)			人均卫生费用(美元)			人均政府卫生支出(美元)		
2000	2010	2019	2000	2011	2012	2000	2010	2019	2000	2010	2019
10.9	12.4	13.3	3.3	2.8	2.8	221.8	539.6	546.7	81.6	284.8	321.2
-	-	2.1	...	...	0.0	-	-	22.6	-	-	3.7
12.4	14.8	15.2	9.6	6.3	6.6	1002.8	2775.1	2711.2	715.6	2074.4	1914.6
10.1	7.8	8.3	0.3	0.1	0.1	43.7	108.6	160.7	23.4	43.9	75.9
11.8	9.5	6.8	8.3	11.1	10.9	17.4	109.1	46.9	5.9	35.5	10.7
11.6	8.6	16.8	33.8	41.7	41.7	168.4	417.7	619.3	81.5	177.0	446.0
11.7	13.7	18.6	0.0	...	0.0	2173.2	4437.1	5671.4	1835.8	3633.3	4814.1
8.2	10.1	11.0	72.8	70.8	69.2	3737.8	8021.8	9666.3	1045.9	2495.2	3103.8
5.6	5.1	...	0.0	...	0.0	54.2	94.3	-	19.3	42.2	-
4.6	4.5	6.1	0.0	...	0.0	6.0	42.3	61.9	1.2	8.7	16.9
12.7	14.4	15.0	9.4	9.3	9.2	62.3	172.1	296.2	34.4	126.9	212.2
-	2.7	5.4	0.0	0.0	0.0	-	51.4	92.7	-	26.1	51.8
2.4	7.4	4.3	11.7	6.5	6.5	9.9	31.1	51.2	1.2	8.2	7.7
11.4	9.0	7.5	0.0	0.0	0.0	58.2	177.7	242.4	44.3	101.9	140.7
6.8	8.0	11.0	0.0	0.0	0.0	277.0	861.5	1167.9	102.5	414.9	537.0
10.5	13.0	13.6	28.9	56.3	56.3	111.8	243.6	233.1	58.9	135.8	133.2
7.2	10.9	9.3	55.6	57.0	64.1	199.5	539.3	396.5	123.0	420.7	308.9
13.3	8.7	8.7	6.5	6.5	6.5	76.6	221.8	500.0	35.7	53.3	90.0
11.9	14.8	13.7	0.0	0.0	0.0	358.1	500.0	972.6	356.2	425.1	722.4
9.5	7.6	5.1	0.0	0.0	0.0	18.8	62.7	32.4	4.7	8.5	4.9
7.1	7.5	8.9	0.0	0.6	0.6	35.1	202.3	248.1	16.6	109.5	111.1
7.6	8.5	7.2	0.0	0.0	0.0	781.8	1359.0	1842.7	538.1	962.9	963.7
13.8	15.0	19.2	0.0	...	0.0	1674.3	3309.5	4312.9	1368.2	2804.9	3427.4
6.1	7.3	9.4	0.0	...	4.5	12.4	36.1	40.3	2.7	10.0	16.5
16.2	18.4	22.5	83.7	86.0	87.3	4560.1	7957.3	10921.0	2015.1	3861.8	5552.6
14.3	16.9	20.2	27.4	45.2	56.8	687.6	1026.0	1661.0	285.7	615.6	1106.2
6.1	8.0	7.9	0.0	...	0.0	29.7	76.9	98.6	13.9	36.9	41.0
9.7	6.8	7.0	0.0	0.0	0.0	48.7	100.1	104.3	36.3	55.1	59.5
11.9	8.2	3.7	34.6	32.2	31.1	350.9	926.7	338.8	160.9	350.9	156.0
7.5	7.9	9.3	19.7	39.6	37.0	18.8	78.2	180.7	6.6	31.0	79.2
7.5	3.8	...	0.0	0.0	0.0	25.2	67.5	-	12.8	15.2	-
14.9	4.7	7.0	0.0	0.0	0.0	24.5	54.4	69.3	10.9	12.3	27.8
-	15.2	7.6	...	...	...	-	91.2	103.0	-	23.5	18.2

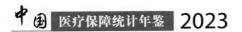

附录-1-3　2010-2021年部分国家全国人口数

国　家	2010	2011	2012	2013	2014
澳大利亚	22031.8	22340.0	22733.5	23128.1	23475.7
加拿大	34004.9	34339.3	34714.2	35083.0	35437.4
芬兰	5363.4	5388.3	5414.0	5439.0	5461.5
法国	64818.8	65127.9	65438.7	65771.3	66312.1
德国	81776.9	80275.0	80425.8	80645.6	80982.5
希腊	11121.3	11104.9	11045.0	10965.2	10892.4
意大利	59277.4	59379.4	59539.7	60233.9	60789.1
日本	128057.4	127834.2	127592.7	127413.9	127237.2
韩国	49554.1	49936.6	50199.9	50428.9	50746.7
荷兰	16615.4	16693.1	16755.0	16804.4	16865.0
西班牙	46576.9	46742.7	46773.1	46620.0	46480.9
瑞典	9378.1	9449.2	9519.4	9600.4	9696.1
瑞士	7824.9	7912.4	7996.9	8089.3	8188.6
英国	62759.5	63285.1	63705.0	64105.7	64596.8
美国	309327.1	311583.5	313877.7	316059.9	318386.3
巴西	194890.7	196603.7	198314.9	200004.2	201717.5
俄罗斯	142390.0	142960.9	143201.7	143507.0	143819.7
印度	1234281.2	1250287.9	1265780.2	1280842.1	1295600.8
南非	51226.1	52018.4	52827.9	53649.1	54488.4

附录-1-3 续表

单位: 千人

2015	2016	2017	2018	2019	2020	2021
23816.0	24190.9	24601.9	24982.7	25365.7	25693.3	25738.1
35702.9	36109.5	36545.2	37065.1	37601.2	38037.2	38246.1
5479.5	5495.3	5508.2	5515.5	5521.6	5529.5	5533.8
66548.3	66724.1	66918.0	67158.3	67388.0	67571.1	67656.7
81686.6	82348.7	82657.0	82905.8	83093.0	83160.9	83155.0
10820.9	10776.0	10754.7	10732.9	10721.6	10698.6	10678.6
60730.6	60627.5	60536.7	60421.8	59729.1	59438.9	59236.2
127094.7	126932.8	126706.2	126443.2	126166.9	126146.1	125502.3
51014.9	51217.8	51361.9	51585.1	51764.8	51836.2	51744.9
16939.9	17030.3	17131.3	17231.6	17344.9	17441.5	17475.4
46444.8	46484.1	46593.2	46797.8	47134.8	47365.7	47398.7
9799.2	9923.1	10057.7	10175.2	10278.9	10353.4	10379.3
8282.4	8373.3	8451.8	8514.3	8575.3	8638.2	8670.3
65110.0	65648.1	66040.2	66435.6	66796.8	67081.2	67350.7
320739.0	323071.8	325122.1	326838.2	328330.0	331501.1	331893.7
203475.7	205156.6	206804.7	208494.9	210147.1	211755.7	213317.6
146406.0	146674.5	146842.4	146830.6	146764.7	146459.8	-
1310152.4	1324517.3	1338676.8	1352642.3	1366417.8	1380004.4	1393409.0
55319.8	56140.8	56991.0	57859.4	58726.8	59538.7	60143.0

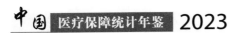

附录-1-4 2010-2021年部分国家国内生产总值

国　家	2010	2011	2012	2013	2014
澳大利亚	1300634.1	1547046.1	1590859.8	1543238.7	1463188.3
加拿大	1617343.0	1793326.9	1828366.0	1846598.1	1805750.1
芬兰	249424.3	275604.3	258290.1	271362.5	274862.9
法国	2645187.8	2865157.1	2683672.1	2811877.4	2855965.2
德国	3399667.8	3749314.5	3527143.7	3733805.3	3889094.1
希腊	297125.0	282995.9	242029.3	238907.7	235458.2
意大利	2136099.9	2294994.0	2086958.0	2141924.4	2162010.2
日本	5759071.8	6233147.2	6272363.0	5212328.2	4896994.4
韩国	1143672.2	1253289.5	1278046.6	1370633.0	1484488.5
荷兰	847380.8	905270.5	838923.4	877173.0	892168.2
西班牙	1422108.2	1480710.3	1324744.5	1355142.8	1371223.1
瑞典	495812.6	574094.1	552483.7	586841.8	581964.0
瑞士	603434.3	722038.3	692110.0	712747.8	734396.6
英国	2491111.4	2674890.8	2719158.3	2803289.6	3087163.7
美国	15048964.0	15599728.0	16253972.0	16843191.0	17550680.0
巴西	2208837.7	2616156.2	2465227.8	2472819.5	2456043.7
俄罗斯	1637902.2	2045922.8	2208295.2	2292470.1	2059242.6
印度	1650689.4	1871918.0	1860877.2	1917053.7	2042939.3
南非	375348.3	416417.0	396329.4	366644.9	350637.7

附录-1-4 续表

单位：百万美元

2015	2016	2017	2018	2019	2020	2021
1245403.4	1307832.1	1412481.1	1454132.2	1377029.1	1422497.7	1714689.6
1556509.1	1527994.9	1649265.4	1725297.8	1742015.5	1645423.0	1990761.5
234534.5	240771.5	255647.8	275715.0	268508.3	271837.1	299155.3
2439189.8	2472965.5	2595149.6	2790955.8	2728871.0	2630318.9	2937473.2
3357587.3	3469855.1	3690847.1	3977287.9	3888327.9	3846415.7	4223116.9
195683.6	193148.2	199844.3	212049.4	205144.2	188835.3	216240.6
1836638.6	1877072.6	1961795.1	2091931.6	2011286.3	1892574.9	2099880.5
4444930.6	5003677.6	4930837.4	5037835.4	5123318.1	5040107.8	4937421.9
1466038.9	1499679.8	1623074.1	1725373.4	1651422.9	1637895.8	1798533.8
765573.1	784060.8	833869.2	914043.1	910194.6	913865.8	1018007.2
1195600.6	1232913.6	1312538.6	1420993.6	1393046.5	1281485.2	1425276.8
505103.8	515654.7	541018.7	555455.4	533879.5	541487.2	627437.9
702149.8	695600.9	704478.3	735532.8	731816.0	752149.2	812866.8
2956575.9	2722853.7	2699105.6	2900983.5	2878674.3	2756898.7	3186859.5
18206021.0	18695111.0	19479620.0	20527156.0	21372572.4	20893743.8	22996100.0
1802212.2	1795693.5	2063515.0	1916933.9	1873288.2	1448565.6	1608981.2
1363481.5	1276786.1	1574198.6	1657328.0	1687449.6	1483497.6	1775798.7
2146758.6	2290586.7	2624329.0	2761676.3	2889933.9	2672203.2	3198662.8
317415.6	296341.0	349268.1	368288.2	351431.0	302202.0	418128.0

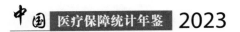

附录-1-5　2010-2021年部分国家卫生总费用

国　家	2010	2011	2012	2013	2014
澳大利亚	109555.7	132111.0	138004.2	135046.2	144089.0
加拿大	173081.7	186646.3	192247.7	192317.6	185235.1
芬兰	22802.4	25419.1	24759.2	26608.0	26884.8
法国	296938.3	320467.1	303185.2	320685.3	329411.3
德国	377224.7	404119.4	382818.3	410662.1	428663.5
希腊	28514.0	26016.7	21599.1	20158.9	18581.0
意大利	190455.1	201365.8	183308.5	187963.3	191725.3
日本	521945.0	653720.1	669367.2	556384.1	525399.2
韩国	67675.1	75303.2	78377.8	85648.7	96176.1
荷兰	86052.3	92641.6	88414.0	92836.8	94275.8
西班牙	129680.8	135751.1	121269.7	122869.9	124630.2
瑞典	41249.8	59800.3	59310.0	63994.6	63713.1
瑞士	59991.0	72341.9	70932.7	74568.7	77966.6
英国	247906.9	265240.1	270076.4	275887.1	303370.7
美国	2437266.9	2517428.6	2619643.0	2692710.5	2841877.8
巴西	175495.8	203751.3	190719.3	197247.0	206220.3
俄罗斯	-	-	-	-	-
印度	55702.8	60768.9	61955.2	71878.8	73945.5
南非	32527.6	36400.9	34770.4	32468.4	29982.7

附录-1-5 续表

单位：百万美元

2015	2016	2017	2018	2019	2020	2021
126827.1	131963.3	143023.8	146488.1	140868.6	151436.7	-
167225.5	168586.5	179140.7	187127.2	190754.5	212912.4	232214.3
22621.4	22579.5	23332.2	24931.1	24626.6	26133.0	-
279062.2	284027.7	294745.6	312937.5	302859.6	321031.7	364029.8
375508.2	389756.3	417959.2	455688.8	454787.8	493206.2	540786.8
16085.3	16318.6	16257.6	17218.9	16827.2	17954.8	-
162669.1	163780.8	170239.5	181618.9	174104.1	182326.6	198528.9
477816.7	533337.8	525443.4	541384.7	561443.1	561163.5	-
97610.4	103779.2	115004.6	129744.9	134442.5	136995.4	157880.8
79037.3	80713.2	84290.0	91586.5	92297.3	101767.4	114132.1
109115.6	110370.6	117469.2	127909.4	127317.2	137295.2	-
54572.3	55960.9	58349.4	60772.7	57831.1	62254.4	71771.8
77292.3	78603.3	80881.1	82055.9	82599.8	88726.2	-
288402.7	263988.0	258789.6	280181.6	284263.3	330210.1	380481.9
3000551.2	3139497.8	3266330.4	3415912.2	3564191.4	3931330.7	4088300.0
160564.5	164647.4	195440.7	181433.0	180107.1	-	-
-	-	-	-	-	-	-
77190.1	80269.1	77049.7	81517.9	87106.8	-	-
27901.4	26141.5	30465.3	32624.1	32013.1	-	-

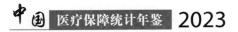

附录-1-6 2010-2021年部分国家人均卫生支出

国　　家	2010	2011	2012	2013	2014
澳大利亚	4972.6	5913.6	6070.5	5839.0	6137.8
加拿大	5089.9	5435.4	5538.0	5481.8	5227.1
芬兰	4251.5	4717.5	4573.2	4892.1	4922.6
法国	4581.1	4920.6	4633.1	4875.8	4967.6
德国	4698.6	5034.2	4759.9	5092.2	5293.3
希腊	2563.9	2342.8	1955.6	1838.4	1705.9
意大利	3212.9	3391.2	3078.8	3120.6	3153.9
日本	4075.9	5113.8	5246.1	4366.7	4129.3
韩国	1365.7	1508.0	1561.3	1698.4	1895.2
荷兰	5179.1	5549.7	5276.9	5524.5	5590.0
西班牙	2784.2	2904.2	2592.7	2635.6	2681.3
瑞典	4398.5	6328.6	6230.4	6665.8	6571.0
瑞士	7666.7	9142.9	8870.1	9218.1	9521.3
英国	3950.1	4191.2	4239.5	4303.6	4696.4
美国	7879.3	8079.5	8346.1	8519.6	8925.9
巴西	900.5	1036.4	961.7	986.2	1022.3
俄罗斯	-	-	-	-	-
印度	45.1	48.6	48.9	56.1	57.1
南非	635.0	699.8	658.2	605.2	550.3

附录-1-6 2010-2021年部分国家人均卫生支出

附录-1-6　续表

单位：美元

2015	2016	2017	2018	2019	2020	2021
5325.3	5455.1	5813.5	5863.6	5553.5	5894.0	-
4683.8	4668.8	4901.9	5048.6	5073.1	5597.5	6071.6
4128.3	4108.9	4235.9	4520.2	4460.0	4726.1	-
4193.4	4256.7	4404.6	4659.7	4494.3	4751.0	5380.5
4596.9	4733.0	5056.5	5496.5	5473.2	5930.7	6503.4
1486.5	1514.4	1511.7	1604.3	1569.5	1678.2	-
2678.5	2701.4	2812.2	3005.9	2914.9	3067.5	3351.5
3759.5	4201.7	4146.9	4281.6	4450.0	4448.5	-
1913.4	2026.2	2239.1	2515.2	2597.2	2642.9	3051.1
4665.7	4739.4	4920.2	5315.0	5321.3	5834.8	6531.0
2349.4	2374.4	2521.2	2733.2	2701.1	2898.6	-
5569.1	5639.5	5801.5	5972.6	5626.2	6012.9	6914.9
9332.1	9387.3	9569.6	9637.4	9632.3	10271.4	-
4429.5	4021.3	3918.7	4217.3	4255.6	4922.5	5649.3
9355.1	9717.6	10046.5	10451.4	10855.5	11859.2	12318.1
789.1	802.5	945.0	870.2	857.1	-	-
-	-	-	-	-	-	-
58.9	60.6	57.6	60.3	63.7	-	-
504.4	465.6	534.6	563.9	545.1	-	-

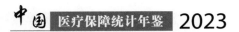

附录-1-7　　2010-2021年部分国家卫生总费用占GDP比重

国　　家	2010	2011	2012	2013	2014
澳大利亚	8.4	8.5	8.7	8.8	9.8
加拿大	10.7	10.4	10.5	10.4	10.3
芬兰	9.1	9.2	9.6	9.8	9.8
法国	11.2	11.2	11.3	11.4	11.5
德国	11.1	10.8	10.9	11.0	11.0
希腊	9.6	9.2	8.9	8.4	7.9
意大利	8.9	8.8	8.8	8.8	8.9
日本	9.1	10.5	10.7	10.7	10.7
韩国	5.9	6.0	6.1	6.2	6.5
荷兰	10.2	10.2	10.5	10.6	10.6
西班牙	9.1	9.2	9.2	9.1	9.1
瑞典	8.3	10.4	10.7	10.9	10.9
瑞士	9.9	10.0	10.2	10.5	10.6
英国	10.0	9.9	9.9	9.8	9.8
美国	16.2	16.1	16.1	16.0	16.2
巴西	7.9	7.8	7.7	8.0	8.4
俄罗斯	-	-	-	-	-
印度	3.4	3.2	3.3	3.7	3.6
南非	8.7	8.7	8.8	8.9	8.6

附录-1-7 续表

单位：%

2015	2016	2017	2018	2019	2020	2021
10.2	10.1	10.1	10.1	10.2	10.6	-
10.7	11.0	10.9	10.8	11.0	12.9	11.7
9.6	9.4	9.1	9.0	9.2	9.6	-
11.4	11.5	11.4	11.2	11.1	12.2	12.4
11.2	11.2	11.3	11.5	11.7	12.8	12.8
8.2	8.4	8.1	8.1	8.2	9.5	-
8.9	8.7	8.7	8.7	8.7	9.6	9.5
10.8	10.7	10.7	10.7	11.0	11.1	-
6.7	6.9	7.1	7.5	8.1	8.4	8.8
10.3	10.3	10.1	10.0	10.1	11.1	11.2
9.1	9.0	9.0	9.0	9.1	10.7	-
10.8	10.9	10.8	10.9	10.8	11.5	11.4
11.0	11.3	11.5	11.2	11.3	11.8	-
9.8	9.7	9.6	9.7	9.9	12.0	11.9
16.5	16.8	16.8	16.6	16.7	18.8	17.8
8.9	9.2	9.5	9.5	9.6	-	-
-	-	-	-	-	-	-
3.6	3.5	2.9	3.0	3.0	-	-
8.8	8.8	8.7	8.9	9.1	-	-

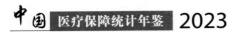

附录-1-8　2010-2021年部分国家健康保险覆盖情况

国　家	2010	2011	2012	2013	2014
澳大利亚	100	100	100	100	100
加拿大	100	100	100	100	100
芬兰	100	100	100	100	100
法国	99.9	99.9	99.9	99.9	99.9
德国	99.8	99.8	99.9	99.9	99.9
希腊	-	-	-	-	-
意大利	100	100	100	100	100
日本	100	100	100	100	100
韩国	100	100	100	100	100
荷兰	99.6	99.6	99.7	99.8	99.8
西班牙	-	99.9	-	-	99.8
瑞典	100	100	100	100	100
瑞士	100	100	100	100	100
英国	100	100	100	100	100
美国	84.0	84.9	85.3	85.5	88.5
巴西	-	-	-	-	-
俄罗斯	98.9	-	99.8	99.2	99.9
印度	-	-	-	-	-
南非	-	-	-	-	-

附录-1-8　续表

单位：%

2015	2016	2017	2018	2019	2020	2021
100	100	100	100	100	100	100
100	100	100	100	100	100	100
100	100	100	100	100	100	100
99.9	99.9	99.9	99.9	99.9	99.9	99.9
99.9	99.9	99.9	99.9	99.9	99.9	-
-	100	100	100	100	100	-
100	100	100	100	100	100	100
100	100	100	100	100	-	-
100	100	100	100	100	100	-
99.8	99.9	99.9	99.9	99.9	99.9	-
-	-	99.9	100	100	100	100
100	100	100	100	100	100	-
100	100	100	100	100	100	-
100	100	100	100	100	100	-
90.9	91.2	90.8	90.6	89.7	90.3	-
-	-	-	-	-	-	-
100	100	99.7	99.6	99.1	99.2	-
-	-	-	-	-	-	-
-	-	-	-	-	-	-

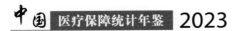

附录-1-9　2010-2021年部分国家政府/强制性健康保险参保人数

国　　　家	2010	2011	2012	2013	2014
澳大利亚	22032	22340	22733	23128	23476
加拿大	34005	34339	34714	35083	35437
芬兰	5363	5388	5414	5439	5472
法国	64708	65022	65338	65670	66210
德国	80137	80147	80312	80545	80893
希腊	-	-	-	-	-
意大利	60690	59948	60105	60277	60346
日本	126907	126678	126452	126339	126207
韩国	49410	49937	50200	50429	50747
荷兰	16555	16634	16706	16770	16836
西班牙	-	-	-	-	-
瑞典	9416	9483	9556	9645	9747
瑞士	7780	7863	7953	8046	8147
英国	62262	63285	63705	64106	64600
美国	93092	97345	100502	102574	107384
巴西	-	-	-	-	-
俄罗斯	141400	-	143032	142093	145959
印度	-	-	-	-	-
南非	-	-	-	-	-

附录-1-9　续表

单位：千人

2015	2016	2017	2018	2019	2020	2021
23816	24191	24602	24983	25366	25693	25739
35703	36109	36545	37065	37601	38037	38246
5487	5503	5513	5518	5525	5534	5550
66446	66622	66883	67125	67356	67540	67720
81608	82275	82588	82841	83032	83100	-
-	10775	10754	10732	10722	10719	-
60295	60164	60067	59938	59817	59641	59236
126141	126091	125886	125627	125314	-	-
51015	51218	51362	51585	51765	51836	-
16913	17007	17111	17211	17320	17419	-
-	-	-	46658	46937	47333	47399
9851	9995	10120	10230	10328	10379	-
8245	8334	8397	8459	8526	8590	-
65110	65648	66040	66436	66797	67886	-
112355	115603	115102	109666	120593	123650	-
-	-	-	-	-	-	-
147132	146774	146408	146197	145469	145584	
-	-	-	-	-	-	-
-	-	-	-	-	-	-

单位：千人

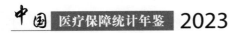

附录-1-10 2010-2021年部分国家自愿健康保险参保人数

国　家	2010	2011	2012	2013	2014
澳大利亚	11561	11902	12322	12680	13006
加拿大	23100	23400	23300	23500	23700
芬兰	864	887	930	973	1000
法国	62027	-	62095	-	63247
德国	16513	17139	17548	17725	18511
希腊	1435	1385	1398	1384	1245
意大利	-	-	-	-	-
日本	-	-	-	-	-
韩国	23738	25448	28253	30652	31871
荷兰	14788	14890	14744	14401	14251
西班牙	-	6107	-	-	7268
瑞典	-	-	-	-	-
瑞士	-	-	-	-	-
英国	7000	6900	6900	6800	6700
美国	183071	185381	185950	186751	191472
巴西	-	-	-	-	-
俄罗斯	-	16456	16520	16544	16251
印度	-	-	-	-	-
南非	8316	8526	8682	8778	8815

附录-1-10 续表

单位：千人

2015	2016	2017	2018	2019	2020	2021
13286	13430	13513	13547	13601	13611	13965
23900	24200	24900	25200	25900	25900	26000
1109	1157	1160	1208	1239	1264	1265
-	-	65079	-	-	-	-
18872	19136	19584	20055	20654	21478	-
1250	1282	1312	1456	1645	1711	-
-	-	-	-	-	-	-
-	-	-	-	-	-	-
34099	34720	34787	36135	36670	37432	-
14246	14357	14407	14406	14518	14511	-
-	-	7504	-	-	7198	-
-	-	-	-	-	-	-
-	-	-	-	-	-	-
6800	6800	6800	6800	6850	-	-
198849	200810	201314	202300	200460	200956	-
-	-	-	-	-	-	-
15236	10272	11087	12318	13976	9838	-
-	-	-	-	-	-	-
8810	8878	8872	8917	-	-	-

单位：千人

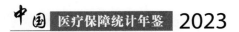

附录-1-11 2016-2021年部分国家医疗资源情况

国　家	每千人口执业医师数(人)					
	2016	2017	2018	2019	2020	2021
澳大利亚	3.58	3.68	3.75	3.83	3.90	-
加拿大	2.62	2.66	2.72	2.74	2.73	2.77
芬兰	3.42	3.46	3.48	-	-	-
法国	3.12	3.14	3.14	3.16	3.17	-
德国	4.19	4.25	4.31	4.39	4.47	4.53
希腊	-	-	-	-	-	-
意大利	3.95	3.99	3.98	4.05	4.00	4.13
日本	2.43	-	2.49	-	2.60	-
韩国	2.29	2.35	2.39	2.46	2.51	-
荷兰	3.54	3.60	3.67	3.75	3.83	-
西班牙	3.82	3.88	4.02	4.40	4.58	-
瑞典	4.23	4.27	4.32	4.29	-	-
瑞士	4.25	4.30	4.34	4.35	4.39	4.45
英国	2.78	2.81	2.84	2.95	3.03	3.18
美国	2.59	2.61	2.61	2.64	-	-
巴西	1.79	1.86	1.90	1.97	2.05	2.15
俄罗斯	3.94	4.04	4.09	4.16	-	-
印度	0.76	0.78	0.85	0.90	-	-
南非	0.77	0.78	0.75	0.79	-	-

附录-1-11 2016-2021年部分国家医疗资源情况

附录-1-11 续表 1

国 家	每千人口执业护士数(人)					
	2016	2017	2018	2019	2020	2021
澳大利亚	11.57	11.68	11.92	12.22	12.26	-
加拿大	9.96	10.00	9.95	9.98	10.06	-
芬兰	12.98	13.27	13.57	-	-	-
法国	-	-	-	-	-	-
德国	10.87	11.08	11.52	11.79	12.06	
希腊	3.25	3.31	3.37	3.38	-	-
意大利	5.57	5.80	5.74	6.16	6.28	6.26
日本	11.34	-	11.76	-	12.10	
韩国	6.83	6.95	7.24	7.93	8.37	-
荷兰	10.67	10.94	11.16	10.77	11.08	-
西班牙	5.51	5.74	5.87	5.89	6.10	-
瑞典	10.95	10.92	10.88	10.85	-	-
瑞士	17.02	17.23	17.59	17.96	18.37	-
英国	7.87	7.83	8.05	8.20	8.46	8.68
美国	-	-	-	-	-	-
巴西	1.08	1.14	1.21	1.27	1.42	1.55
俄罗斯	8.46	8.47	8.46	8.48	-	-
印度	1.50	1.53	1.57	-	-	-
南非	1.31	1.31	1.22	1.10	1.03	

附录-1-11 续表 2

国 家	每千人口床位数(张)					
	2016	2017	2018	2019	2020	2021
澳大利亚	3.84	-	-	-	-	-
加拿大	2.60	2.53	2.55	2.52	2.55	-
芬兰	3.97	3.75	3.61	3.35	2.83	-
法国	6.06	5.98	5.89	5.83	5.73	-
德国	8.06	8.00	7.98	7.91	7.82	-
希腊	4.20	4.21	4.20	4.18	-	-
意大利	-	-	-	-	-	-
日本	13.11	13.05	12.98	12.84	12.63	-
韩国	11.99	12.29	12.44	12.43	12.65	-
荷兰	3.41	3.28	3.18	3.02	2.91	-
西班牙	2.97	2.97	2.97	2.95	2.95	-
瑞典	2.34	2.21	2.13	2.07	2.05	-
瑞士	4.69	4.65	4.63	4.59	4.48	-
英国	2.57	2.54	2.50	2.45	2.43	2.34
美国	2.77	2.86	2.83	2.80	-	-
巴西	-	-	-	-	-	-
俄罗斯	-	-	-	-	-	-
印度	-	-	-	-	-	-
南非	-	-	-	-	-	-

附录-1-11 续表 2

附录-1-12 2016-2021年部分国家药品销售总额

单位：百万美元

国 家	2016	2017	2018	2019	2020	2021
澳大利亚	11377.4	11323.2	11136.3	10816.1	11433.6	-
加拿大	21374.5	22941.2	23617.3	23989.8	25545.5	29380.5
芬兰	2533.5	2613.7	2955.1	2976.3	3077.0	-
法国	-	-	-	-	-	-
德国	39979.8	42011.2	52233.7	52451.2	56145.1	
希腊	-	-	-	-	-	-
意大利	25215.9	25552.0	26408.0	25591.1	26444.0	27808.5
日本	60885.0	59922.9	62556.8	87019.7	87149.7	-
韩国	21876.6	23834.8	26262.7	26628.3	27555.0	-
荷兰	5016.8	5152.7	5460.7	5425.5	5678.9	-
西班牙	13098.0	13629.5	22431.1	22397.9	23760.2	25826.5
瑞典	4930.9	5102.8	5474.9	5315.1	5664.6	6231.3
瑞士	6474.6	6621.4	6754.3	6738.4	7280.4	7786.9
英国	25051.7	25129.5	27279.0	-	-	-
美国	-	-	-	-	-	-
巴西	-	-	-	-	-	-
俄罗斯	-	-	-	-	-	-
印度	-	-	-	-	-	-
南非	-	-	-	-	-	-

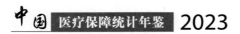

附录-1-13　2016-2021年部分国家医疗服务利用情况

国　家	年人均就诊次数(次)					
	2016	2017	2018	2019	2020	2021
澳大利亚	7.0	7.1	7.3	7.3	6.8	6.1
加拿大	6.6	6.6	6.5	6.6	-	-
芬兰	4.3	4.4	4.4	4.4	4.2	-
法国	6.1	5.9	5.9	5.8	5.0	-
德国	10.0	9.9	9.9	9.8	9.5	-
希腊	-	3.5	3.3	3.5	2.7	2.7
意大利	9.9	10.1	10.3	10.4	5.2	-
日本	12.6	12.6	12.5	12.4	-	-
韩国	17.1	16.7	16.9	17.2	14.7	-
荷兰	8.8	8.3	9.0	8.8	8.4	-
西班牙	-	7.3	-	-	5.3	-
瑞典	2.8	2.8	2.7	2.6	2.2	-
瑞士	-	4.3	-	-	-	-
英国	-	-	-	-	-	-
美国	-	-	-	-	-	-
巴西	2.4	2.3	2.0	2.0	1.4	1.6
俄罗斯	9.7	9.7	9.8	9.9		
印度	-	-	-	-	-	-
南非	-	-	-	-	-	-

附录-1-13　续表

国　家	住院出院人次(人次)					
	2016	2017	2018	2019	2020	2021
澳大利亚	4533281	4550287	4599370	4414482	-	-
加拿大	-	-	-	-	-	-
芬兰	909771	904679	891427	873933	793016	-
法国	12736858	12635247	12506665	12390117	10913812	-
德国	21151960	21059705	20931062	21026817	18178549	-
希腊	-	-	-	-	-	-
意大利	7075725	7020505	6896911	6748534	5535464	-
日本	16042833	16210167	16380552	16491842	15101861	-
韩国	8905075	8810560	8862300	9296176	8001617	-
荷兰	-	-	-	-	-	-
西班牙	5344088	5336131	5389303	5383147	4638151	-
瑞典	1461720	1426632	1422764	1418515	1332259	-
瑞士	1442443	1444657	1443857	1447378	1371498	-
英国	8594451	8683046	8613248	8499640	6968333	-
美国	-	-	-	-	-	-
巴西	11419919	11656806	11975573	12309432	10624421	11124681
俄罗斯	32869313	32634260	32838789	32634394	-	-
印度	-	-	-	-	-	-
南非	-	-	-	-	-	-

附录-1-13　续表

附录-1-14   2016-2021年部分国家长期护理情况

国　　家	长期护理接受人数(人)					
	2016	2017	2018	2019	2020	2021
澳大利亚	-	-	-	-	-	-
加拿大	320135	319488	320787	321400	-	314455
芬兰	66140	65547	65983	65287	67427	
法国	-	-	-	-	-	-
德国	826847	833098	834820	913234	898595	-
希腊	-	-	4463	4428	-	-
意大利	440972	456994	469655	479786	434638	-
日本	931900	939900	946900	957200	965800	970500
韩国	184549	196210	209518	218240	221667	-
荷兰	207660	204120	206175	207800	-	-
西班牙	208108	223531	240131	251202	227676	244822
瑞典	115763	114283	116501	116897	114174	-
瑞士	91310	91370	91926	92446	87409	-
英国	-	-	-	-	-	-
美国	1400810	-	2291324	-	-	-
巴西	-	-	-	-	-	-
俄罗斯	-	-	-	-	-	-
印度	-	-	-	-	-	-
南非	-	-	-	-	-	-

附录-1-14   2016-2021年部分国家长期护理情况

附录-1-14 续表 1

国家	长期护理床位数(张)					
	2016	2017	2018	2019	2020	2021
澳大利亚	189625	194057	200229	209814	210155	-
加拿大	336984	336303	337671	338316	-	331005
芬兰	66140	65547	65983	65287	67427	-
法国	653013	656307	658713	660608	659416	-
德国	-	952367	-	969553	-	-
希腊	4249	4237	4271	4232	-	-
意大利	244928	251701	253642	257410	262355	260052
日本	828647	846316	933345	945485	949623	-
韩国	167899	170926	177318	190820	203075	-
荷兰	234372	234820	237125	239074	239609	-
西班牙	383995	386873	391475	399417	399046	-
瑞典	126637	139601	140979	138575	133852	-
瑞士	97127	99242	99622	100356	100694	-
英国	545010	542627	529467	525704	525000	-
美国	1643670	1634712	1628853	1618064	-	-
巴西	-	-	-	-	-	-
俄罗斯	-	-	-	-	-	-
印度	-	-	-	-	-	-
南非	-	-	-	-	-	-

附录-1-14 续表 2

国 家	长期护理工作人员数(人)					
	2016	2017	2018	2019	2020	2021
澳大利亚	228069	-	-	-	306181	-
加拿大	217916	220176	223329	226824	232142	-
芬兰	-	-	-	-	-	-
法国	-	-	-	-	-	-
德国	-	918620	-	974138	-	-
希腊	-	-	-	-	-	-
意大利	-	-	-	-	-	-
日本	2028341	2071008	2382115	2411446	2430685	-
韩国	235168	255497	287071	332332	366261	-
荷兰	247000	239000	255000	264000	266000	-
西班牙	391589	413266	425174	441300	443836	454655
瑞典	240909	243524	242782	241418	239802	-
瑞士	120954	124747	127647	131141	134580	-
英国	-	-	-	-	-	-
美国	2791842	2817369	2861973	2807279	2602513	-
巴西	-	-	-	-	-	-
俄罗斯	-	-	-	-	-	-
印度	-	-	-	-	-	-
南非	-	-	-	-	-	-

附录-1-14 续表 2

附录-1-14 续表 3

国　家	长期护理支出(百万美元)					
	2016	2017	2018	2019	2020	2021
澳大利亚	13669.4	14769.8	15799.5	15640.4	-	-
加拿大	31880.6	34150.5	36105.1	37048.5	37750.9	43151.6
芬兰	4120.2	4136.0	4290.5	4278.2	4524.2	-
法国	43493.2	45638.0	48886.7	47847.8	53005.3	-
德国	65011.8	77169.6	86122.3	87380.6	96782.9	-
希腊	185.0	261.3	367.0	271.3	267.9	-
意大利	17132.7	18118.9	19247.2	18025.8	18604.1	20047.5
日本	99159.3	96572.1	101090.1	103683.4	-	-
韩国	12518.0	14834.3	17162.9	18014.1	19618.4	20504.8
荷兰	20903.9	22471.6	24788.2	25865.5	29510.9	31207.8
西班牙	10392.6	11203.5	12175.3	12006.5	12387.5	-
瑞典	14880.4	15606.3	16042.1	15241.9	16327.8	-
瑞士	15679.8	16192.6	16747.1	16875.3	18330.9	-
英国	47716.8	47340.1	50922.2	50978.4	55924.2	-
美国	255340.2	262820.0	273220.1	287185.5	320521.1	-
巴西	3069.7	3666.5	3361.6	3241.6	-	-
俄罗斯	-	-	-	-	-	-
印度	-	-	-	-	-	-
南非	-	-	-	-	-	-

附录-1-15　2016-2021年部分国家主要健康结果指标

国　家	期望寿命(年)					
	2016	2017	2018	2019	2020	2021
澳大利亚	82.4	82.5	82.7	82.9	83.2	-
加拿大	82.0	81.9	81.9	82.3	81.7	-
芬兰	81.5	81.7	81.8	82.1	82.0	82.0
法国	82.7	82.7	82.8	83.0	82.3	82.5
德国	81.0	81.1	81.0	81.3	81.1	80.9
希腊	81.5	81.4	81.9	81.7	81.4	80.3
意大利	83.4	83.1	83.4	83.6	82.3	-
日本	84.1	84.2	84.3	84.4	84.7	-
韩国	82.4	82.7	82.7	83.3	83.5	-
荷兰	81.7	81.8	81.9	82.2	81.4	81.5
西班牙	83.5	83.4	83.5	84.0	82.4	83.3
瑞典	82.4	82.5	82.6	83.2	82.4	83.2
瑞士	83.7	83.7	83.8	84.0	83.1	84.0
英国	81.2	81.3	81.3	81.4	80.4	-
美国	78.7	78.6	78.7	78.8	77.0	-
巴西	75.2	75.5	75.7	75.9	76.1	-
俄罗斯	71.8	72.6	72.8	73.2	-	-
印度	68.9	69.2	69.4	69.7	69.9	-
南非	63.2	63.5	63.9	64.1	64.4	-

附录-1-15　续表 1

国　家	婴儿死亡率(每千人)					
	2016	2017	2018	2019	2020	2021
澳大利亚	3.1	3.3	3.1	3.3	3.2	-
加拿大	4.5	4.5	4.7	4.4	4.5	-
芬兰	1.9	2.0	2.1	2.1	1.8	-
法国	3.7	3.9	3.8	3.8	3.6	3.6
德国	3.4	3.3	3.2	3.2	3.1	-
希腊	4.2	3.5	3.5	3.7	3.2	-
意大利	2.8	2.7	2.8	2.4	2.4	-
日本	2.0	1.9	1.9	1.9	1.8	-
韩国	2.8	2.8	2.8	2.7	2.5	-
荷兰	3.5	3.6	3.5	3.6	3.8	-
西班牙	2.7	2.7	2.7	2.6	2.6	-
瑞典	2.5	2.4	2.0	2.1	2.4	-
瑞士	3.6	3.5	3.3	3.3	3.6	3.2
英国	3.8	3.9	3.9	3.7	3.6	-
美国	5.9	5.8	5.7	5.6	5.4	-
巴西	14.0	13.4	13.1	13.3	12.2	-
俄罗斯	6.0	5.6	5.1	4.9	-	-
印度	33.1	31.4	29.8	28.3	27.0	-
南非	28.0	27.6	26.9	26.3	25.8	-

附录-1-15 续表 2

国 家	孕产妇死亡率(每十万人)					
	2016	2017	2018	2019	2020	2021
澳大利亚	3.9	1.9	4.8	3.9	2.0	-
加拿大	6.3	6.6	8.6	7.5	8.4	-
芬兰	5.6	8.0	4.2	10.9	4.3	-
法国	-	-	-	-	-	-
德国	2.9	2.8	3.2	3.2	3.6	-
希腊	6.5	11.3	4.6	7.2	-	-
意大利	2.8	3.5	2.5	2.9	-	-
日本	3.7	3.8	3.6	3.7	2.7	-
韩国	8.4	7.8	11.3	9.9	11.8	-
荷兰	3.4	1.8	3.0	5.3	1.2	-
西班牙	3.7	3.3	1.9	1.7	2.9	-
瑞典	2.5	4.3	4.3	3.5	7.0	-
瑞士	4.6	5.7	6.8	7.0	-	-
英国	6.6	6.5	-	-	-	-
美国	-	-	17.4	20.1	23.8	-
巴西	-	-	-	-	-	-
俄罗斯	-	-	-	-	-	-
印度	-	-	-	-	-	-
南非	-	-	-	-	-	-

附录-1-16　部分年份香港相关统计指标概况

指　　　标	2017	2018	2019	2020	2021
年中人口(万人)	739.3	745.3	750.8	748.1	741.3
粗出生率(‰)	7.7	7.2	7.0	5.8	5.0
粗死亡率(‰)	6.3	6.4	6.5	6.8	6.9
劳动人口(万人)	395.6	399.7	398.8	391.8	387.0
劳动人口参与率(%)	61.1	61.3	60.7	59.7	59.4
就业人数(万人)	383.3	388.5	387.1	369.1	367.0
本地生产总值(亿港元)	28314	29120	28631	26757	28454
人均本地生产总值(万港元)	38.3	39.1	38.1	35.8	38.4
本地居民总收入(亿港元)	27752	29702	29886	28318	30747
人均本地居民总收入(万港元)	37.5	39.9	39.8	37.9	41.5

附录-1-17　部分年份澳门相关统计指标概况

指　　　标	2017	2018	2019	2020	2021
年中人口(万人)	64.8	65.9	67.2	68.5	68.3
粗出生率(‰)	10.1	9.0	8.9	8.1	7.4
粗死亡率(‰)	3.3	3.1	3.4	3.3	3.4
劳动人口(万人)	38.7	39.2	39.5	40.5	39.0
劳动力参与率(%)	70.8	70.9	70.3	70.5	69.0
就业人口(万人)	38.0	38.5	38.8	39.5	37.8
本地生产总值(亿澳门元)	4048.4	4462.8	4455.3	2044.1	2394.1
人均本地生产总值(万澳门元)	62.4	67.6	66.2	30.0	35.0

附录-1-18　部分年份台湾相关统计指标概况

指　　　标	2017	2018	2019	2020	2021
户籍登记人口数(万人)	2357.1	2358.9	2360.3	2356.1	2338.0
人口自然增长率(‰)	1.0	0.4	0.1	-0.3	-1.3
性别比(女=100)	98.9	98.6	98.4	98.2	98.2
劳动力人口(万人)	1179.5	1187.4	1194.6	1196.4	1192.0
劳动力参与率(%)	58.8	59.0	59.2	59.1	59.0
全民健保参保人数(万人)	2388.0	2394.8	2402.0	2398.7	2386.0
本地生产总值(新台币亿元)	179833.5	183750.2	189086.0	197986.0	217065.0
本地居民总收入(新台币亿元)	184307.1	187898.2	193848.0	203704.0	221239.0
人均本地居民总收入(新台币万元)	78.2	79.7	82.2	86.4	94.2